Thieme

Stimmungsstabilisierende Therapien bei manisch-depressiven (bipolaren) Erkrankungen

Ein Fachbuch für Betroffene, Angehörige und Therapeuten

Waldemar Greil und Dorothee Giersch

unter Mitarbeit von Norbert Sassim
mit einem Geleitwort von Jules Angst

14 Abbildungen
18 Tabellen

Georg Thieme Verlag
Stuttgart · New York

Bibliographische Information der Deutschen Nationalbibliothek

Die Deutsche Bibliothek verzeichnet diese Publikation in der Deutschen Nationalbibliografie; detaillierte bibliografische Daten sind im Internet über http://dnb.d-nb.de abrufbar

1. Auflage 2006

Wichtiger Hinweis: Wie jede Wissenschaft ist die Medizin ständigen Entwicklungen unterworfen. Forschung und klinische Erfahrung erweitern unsere Erkenntnisse, insbesondere was Behandlung und medikamentöse Therapie anbelangt. Soweit in diesem Werk eine Dosierung oder eine Applikation erwähnt wird, darf der Leser zwar darauf vertrauen, dass Autoren, Herausgeber und Verlag große Sorgfalt darauf verwandt haben, dass diese Angabe **dem Wissensstand bei Fertigstellung des Werkes** entspricht.

Für Angaben über Dosierungsanweisungen und Applikationsformen kann vom Verlag jedoch keine Gewähr übernommen werden. **Jeder Benutzer ist angehalten**, durch sorgfältige Prüfung der Beipackzettel der verwendeten Präparate und gegebenenfalls nach Konsultation eines Spezialisten festzustellen, ob die dort gegebene Empfehlung für Dosierungen oder die Beachtung von Kontraindikationen gegenüber der Angabe in diesem Buch abweicht. Eine solche Prüfung ist besonders wichtig bei selten verwendeten Präparaten oder solchen, die neu auf den Markt gebracht worden sind. **Jede Dosierung oder Applikation erfolgt auf eigene Gefahr des Benutzers.** Autoren und Verlag appellieren an jeden Benutzer, ihm etwa auffallende Ungenauigkeiten dem Verlag mitzuteilen.

Rüdigerstraße 14
70469 Stuttgart
Deutschland
Telefon: + 49(0711)8931-0
Unsere Homepage: www.thieme.de

Printed in Germany

Umschlaggestaltung: Thieme Verlagsgruppe
Satz: Sommer Druck, Feuchtwangen
gesetzt in/aus: 3B2, Vers. 7.51f/W
Druck: Druckhaus Götz
Buchbinderei: M. Appl GmbH, Monheim

ISBN 3-13-134491-1 1 2 3 4 5 6

Vorwort der Autoren

Die Entwicklung in der Medizin geht immer weiter in Richtung einer partnerschaftlichen Therapieentscheidung: Arzt und Patient tauschen sich zu Diagnose und Therapie aus und entscheiden dabei gemeinsam über das Vorgehen. Gerade bei einer Langzeittherapie, wie sie in der Behandlung von Patienten mit bipolaren Erkrankungen in vielen Fällen notwendig ist, gewinnt dieses Konzept mehr und mehr an Bedeutung. Dazu muss der Patient jedoch umfassend über Störungsbild und Therapie aufgeklärt sein. Dies wird immer schwieriger, denn die Behandlungsmöglichkeiten werden zahlreicher und die Zeit in der Arztpraxis reicht selten aus, um diesem Anspruch in vollem Umfang zu genügen.

Dieses Buch wurde mit dem Ziel verfasst, einen Beitrag zu einer umfassenden Information der Betroffenen und ihrer Angehörigen zu leisten und Ärzten und anderen Therapeuten ein Nachschlagewerk zur Verfügung zu stellen. Dadurch soll es die Zusammenarbeit zwischen Arzt, Patient und Angehörigen fördern, indem es eine gemeinsame Grundlage für alle Beteiligten bietet.

Es gründet sich auf das Buch „Die manisch-depressive Krankheit: Therapie mit Carbamazepin“ von W. Greil, N. Sassim und C. Ströbel-Sassim. Dieses Buch wurde in einer englischen und zwei deutschen Auflagen herausgegeben, die sehr rasch vergriffen waren. Da neben den klassischen stimmungsstabilisierenden Medikamenten Lithium und Carbamazepin mittlerweile zahlreiche weitere Möglichkeiten zur Behandlung der manisch-depressiven Erkrankung hinzugekommen sind, wurde das Buch neu konzipiert und hat einen neuen Titel erhalten*.

---

* *Hinweis:* Die in diesem Buch enthaltenen Ratschläge zur Therapie der bipolaren Störungen entsprechen weitgehend den aktuellen Behandlungsrichtlinien des Canadian Network for Mood and Anxiety Treatments (CANMAT) sowie der World Federation of Societies of Biological Psychiatry (WFSBP). Weitere wichtige Leitlinien sind auf Seite 132 angegeben. Wir haben uns bemüht, den aktuellen Stand der Forschung über bipolare Störungen ausgewogen wiederzugeben, gleichzeitig aber auch unsere eigenen therapeutischen Erfahrungen berücksichtigt. Die Darstellung erfolgt dabei unabhängig von ökonomischen Interessen. Aufgrund des unterschiedlichen Standes der Zulassung einiger Medikamente in verschiedenen Ländern ist zu beachten, dass die Empfehlungen teilweise vom Zulassungsstatus abweichen können.

Wir danken vor allem Herrn Dr. E. Severus sowie Herrn Dr. N. Kleindienst für viele sehr hilfreiche Anregungen bei der Entstehung des Buches. Dank gebührt auch den „Testlesern" Frau W. Fraßl, Frau P. Grimm, Frau E. Jaquenoud Sirot, Frau S. Niescken und Herrn N. Seitz für zahlreiche Korrekturhinweise.

Außerdem danken wir den Mitarbeitern des Thieme Verlags, insbesondere Frau A. Bleick, Herrn S. Krauß und Frau A. Rückle, für die gute Zusammenarbeit und die große Geduld, mit der sie die Entstehung dieses Buches und die damit verbundenen zahlreichen Änderungen begleitet haben.

Wir hoffen, dass dieses Buch sowohl für Betroffene und Angehörige als auch für Ärzte und andere Therapeuten hilfreich ist und einen Beitrag zu einer guten Zusammenarbeit dieser drei Gruppen leisten kann.

Kilchberg bei Zürich und München
August 2006

Waldemar Greil
Dorothee Giersch

Geleitwort

Die manisch-depressive Erkrankung – auch „bipolare Störung" genannt - ist eine oft schon in der Jugend beginnende, meist lebenslange psychische Störung, die durch wiederkehrende Krankheitsphasen gekennzeichnet ist. Sie ist durch anhaltende Hochs und Tiefs im Befinden charakterisiert und oft durch andere Erkrankungen kompliziert. Sie verursacht viel Leid, hat negative soziale Folgen und verkürzt – unbehandelt – die Lebenserwartung.

Die Möglichkeiten zur medikamentösen Therapie und insbesondere zur vorbeugenden Behandlung sind vielfältig und wurden in den letzten Jahren erfolgreich erweitert. Eine Rezidivprophylaxe mittels verschiedener stimmmungsstabilisierender Medikamente („Mood Stabilizer") eröffnet bessere Chancen, die Krankheit in den Griff zu bekommen. Trotz der guten Wirksamkeit solcher Medikamente kommt es bei vielen Betroffenen immer wieder zu manischen und depressiven Rezidiven. Um langjährige psychische Stabilität zu erzielen, sind zusätzlich zur medikamentösen Behandlung intensive Aufklärung und Mitarbeit der Betroffenen und deren Angehörigen sehr wichtig.

Hierbei kann das Buch sehr hilfreich sein. Es werden grundlegende Informationen zur bipolaren Störung und deren Behandlung vermittelt und die Wirkungen der verschiedenen „Mood Stabilizer" ausführlich dargestellt. Die Autoren verfolgen das Ziel, dem Patienten dazu zu verhelfen, zum „Experten" der eigenen Erkrankung zu werden und damit seine Mitarbeit bei der Behandlung zu fördern.

Die raschen Fortschritte in den letzten Jahren machen es auch für Fachleute, seien es Ärzte, Psychologen oder andere Betreuungspersonen, schwierig, einen Überblick über den heutigen Stand der Kenntnisse in Diagnostik und Therapie bipolarer Störungen zu behalten. Dieses Buch gibt den aktuellen Stand der Forschung wieder, wobei auch die praktischen Erfahrungen der Autoren in der Behandlung manisch-depressiver Patienten einfließen.

Das Buch, das durch einen angesehenen Fachmann mit jahrzehntelanger Praxis und Forschungstätigkeit auf dem Gebiet der bipolaren Störung zusammen mit Kollegen verfasst wurde, ist allgemein verständlich geschrieben. Die Informationen sind so gestaltet, dass sie auch den Ansprüchen von Fachleuten genügen.

Da das Buch sich sowohl an Ärzte und andere Betreuungspersonen als auch an Betroffene und Angehörige wendet, kann es in der Zusammenarbeit zwischen Arzt, Patient und Angehörigen eine wichtige Rolle spielen. Ich wünsche dem Buch eine weite Verbreitung, damit es zur erfolgreichen Behandlung von Menschen mit bipolaren Störungen einen entscheidenden Beitrag leisten kann.

Zürich
August 2006

Prof. Dr. med. Jules Angst
Psychiatrische Universitätsklinik Zürich

Adressen der Autoren

Prof. Dr. med. Waldemar Greil

(a) Klinik für Psychiatrie und Psychotherapie
Universität München (LMU)
Nussbaumstraße 7
D-80336 München
E-Mail: Waldemar.Greil@med.uni-muenchen.de

(b) Sanatorium Kilchberg
Psychiatrische Privatklinik
Alte Landstrasse 70–84
CH-8802 Kilchberg
E-Mail: Waldemar.Greil@sanatorium-kilchberg.ch

Dorothee Giersch (Dipl. Psych.)
Klinik für Psychiatrie und Psychotherapie
Universität München (LMU)
Nussbaumstraße 7
D-80336 München

Dr. med. Norbert Sassim
Krankenhaus Dresden-Friedrichstadt
Klinik für Psychiatrie und Psychotherapie
Friedrichstraße 41
D-01067 Dresden

Inhalt

1 Einführung

Ein gemeinsames „Fachbuch" für Laien und Fachleute? ... 1
Lesebuch und Nachschlagewerk ... 1

2 Rezidivierende affektive Störungen

Zur Begriffserklärung ... 4

Die Symptomatik: Das Beschwerdebild ... 5
Das depressive Syndrom: die Depression ... 5
Das manische Syndrom: die Manie ... 10
Affektive Mischzustände ... 14

Schweregrad und „Krankheit" ... 14

Verlauf ... 16
Verlauf der einzelnen Krankheitsphasen ... 17

Einteilung der affektiven Störungen ... 18
Unipolare depressive Störungen ... 20
Bipolare affektive Störungen ... 21
Die schizoaffektive Störung ... 24

Prognose ... 25

Ursachen ... 27
Organische Faktoren ... 28
Biologische Faktoren ... 28
Psychische Faktoren ... 30
Soziale Faktoren ... 32
Auslösefaktoren ... 32
Das Ursachengefüge ... 33

Soziale Folgen ... 34
Berufliche und finanzielle Situation ... 35
Freunde ... 36
Familie ... 37

3 Medikamentöse Behandlung

Grundlegendes zur Therapie . . . 39

Stadien der Behandlung . . . 40

Akutbehandlung und Erhaltungstherapie . . . 41
Behandlung einer depressiven Episode . . . 45
Behandlung einer manischen Episode . . . 47
Behandlung einer gemischten Episode . . . 48
Behandlung bei Rapid Cycling . . . 48

Rezidivprophylaxe . . . 49
Ziele einer rezidivprophylaktischen Behandlung . . . 50
Indikation zur medikamentösen Rezidivprophylaxe . . . 51
Dauer der Rezidivprophylaxe . . . 52
Beendigung einer Rezidivprophylaxe . . . 53
Rezidivprophylaxe – ja oder nein? . . . 54

Rezidivprophylaxe mit Mood Stabilizern . . . 55
Verhinderung depressiver und manischer Episoden . . . 55
Verhinderung von suizidalen Handlungen . . . 58
Verhinderung von psychotischen Symptomen . . . 58

Worüber der Arzt informiert werden sollte . . . 59
Einnahme von Mood Stabilizern bei körperlichen Begleiterkrankungen . . . 60
Gleichzeitige Einnahme verschiedener Medikamente . . . 60
Einnahme von stimmungsstabilisierenden Medikamenten bei Kinderwunsch . . . 61

Wirkmechanismen . . . 63

Kombinationstherapien . . . 65

Weitere Medikamente . . . 67
Antidepressiva . . . 67
Benzodiazepine . . . 69
Neuroleptika . . . 70
Schilddrüsenhormone . . . 71
Johanniskraut . . . 71

4 Nichtmedikamentöse Therapieverfahren

Psychotherapie ... 72
Psychoedukation ... 72
Spezielle Psychotherapieansätze ... 74

Lichttherapie ... 76

Schlafentzug (Wachtherapie) ... 76

Elektrokrampftherapie (EKT) ... 77

Transkranielle Magnetstimulation (TMS) ... 78

Vagusnerv-Stimulation ... 79

5 Nützliche Tipps

6 Die einzelnen Mood Stabilizer: Hinweise zur Behandlung

Lithium ... 86
Klinische Wirkung von Lithium ... 86
Einnahme von Lithium ... 87
Gegenanzeigen ... 88
Wechselwirkungen mit anderen Arzneimitteln ... 89
Unerwünschte Wirkungen von Lithium ... 89
Überdosierung und Lithiumintoxikation ... 90
Notwendige Kontrolluntersuchungen unter Lithium ... 91
Schwangerschaft und Stillzeit unter Lithium ... 92
Rezidivprophylaxe mit Lithium – Vor- und Nachteile ... 94

Carbamazepin ... 95
Klinische Wirkung von Carbamazepin ... 95
Einnahme von Carbamazepin ... 96
Gegenanzeigen ... 96
Wechselwirkungen mit anderen Arzneimitteln ... 97
Unerwünschte Wirkungen von Carbamazepin ... 98
Überdosierung und Carbamazepinintoxikation ... 99
Notwendige Kontrolluntersuchungen unter Carbamazepin ... 99
Schwangerschaft und Stillzeit unter Carbamazepin ... 100
Rezidivprophylaxe mit Carbamazepin – Vor- und Nachteile ... 102

Valproat ... 102
Klinische Wirkung von Valproat ... 103
Einnahme von Valproat ... 103
Gegenanzeigen ... 104
Wechselwirkung mit anderen Arzneimitteln ... 105
Unerwünschte Wirkungen von Valproat ... 106
Kennzeichen einer Überdosierung ... 107
Notwendige Kontrolluntersuchungen unter Valproat ... 107
Schwangerschaft und Stillzeit unter Valproat ... 108
Rezidivprophylaxe mit Valproat – Vor- und Nachteile ... 108

Lamotrigin ... 109
Klinische Wirkungen von Lamotrigin ... 109
Einnahme von Lamotrigin ... 110
Gegenanzeigen ... 110
Wechselwirkung mit anderen Arzneimitteln ... 111
Unerwünschte Wirkungen von Lamotrigin ... 111
Kennzeichen einer Überdosierung ... 112
Notwendige Kontrolluntersuchungen unter Lamotrigin ... 112
Schwangerschaft und Stillzeit unter Lamotrigin ... 113
Rezidivprophylaxe mit Lamotrigin – Vor- und Nachteile ... 114

Olanzapin ... 115
Klinische Wirkung von Olanzapin ... 115
Einnahme von Olanzapin ... 116
Gegenanzeigen ... 116
Wechselwirkungen mit anderen Arzneimitteln ... 116
Unerwünschte Arzneimittelwirkungen von Olanzapin ... 117
Überdosierung und Olanzapinintoxikation ... 118
Notwendige Kontrolluntersuchungen unter Olanzapin ... 118
Schwangerschaft und Stillzeit unter Olanzapin ... 119
Olanzapinprophylaxe – Vor- und Nachteile ... 119

7 FAQ – Das Wichtigste in Kürze

Anhang

Die Autoren ... 129

Literatur ... 131
Im Text zitierte Literatur ... 131

Empfehlenswerte Literatur in deutscher Sprache ... 131
Empfehlenswerte Literatur in englischer Sprache ... 132
Die wichtigsten Behandlungsrichtlinien mit vielen weiterführenden Literaturangaben ... 132

Fachwortverzeichnis ... 133

Sachverzeichnis ... 140

1 Einführung

Ein gemeinsames „Fachbuch“ für Laien und Fachleute?

Das Buch wurde mit der Absicht geschrieben, in allgemein verständlicher Form wichtige Informationen über die manisch-depressive Krankheit (bipolare Störung) zu vermitteln und deren Behandlung mit stimmungsstabilisierenden Medikamenten zu erläutern. Die Darstellung ist so umfassend, dass sie auch den Ansprüchen von Fachleuten genügen sollte.

Gerade bei psychischen Krankheiten – um die es hier geht – erhebt sich in diesem Zusammenhang die Frage, wer die wirklichen „Fachleute“ sind. Sind es die Ärzte oder sind es die Betroffenen selbst?

Auf jeden Fall ist in den letzten Jahren auch und gerade bei Patienten mit psychischen Erkrankungen ein zunehmendes Bedürfnis spürbar, sich über die eigene Erkrankung zu informieren, sein „eigener Experte“ zu werden. Dadurch werden sie fähig, in der Therapie gleichberechtigter Partner des Arztes zu sein: Der Arzt berät und informiert, der Patient entscheidet selbst über seine Behandlung.

Ein Buch kann das persönliche Gespräch mit dem behandelnden Arzt nicht ersetzen. Es kann aber detaillierter informieren, als dies dem Arzt in der zur Verfügung stehenden Zeit möglich ist. Außerdem hat es den Vorteil, jederzeit griffbereit zu sein.

> **!** Partnerschaftliche Therapieentscheidung:
> Der Arzt berät, der gut informierte Patient entscheidet.

Lesebuch und Nachschlagewerk

Es ist nicht notwendig, das Buch vollständig durchzulesen, vielmehr kann sich der Leser die Stellen aussuchen, die für ihn wichtig sind. Die Autoren haben aus diesem Grund an einigen Stellen auf Wiederholungen bewusst nicht verzichtet.

> Das Buch kann von Betroffenen als Lesebuch genutzt werden und könnte Fachleuten als Nachschlagewerk dienen.

2 Rezidivierende affektive Störungen

Eine typische Fallgeschichte

Hannah, 26 Jahre alt, hat seit ihrer frühen Jugend immer wieder Zeiten, in denen sie sich von ihren Freundinnen zurückzieht, kaum etwas unternimmt und ihr Leben als wenig sinnvoll erlebt. Für diese „grauen" Phasen gab es bisher immer einen klaren Grund, sei es Ärger mit den Eltern, Probleme in der Schule oder Liebeskummer. Diese für Wochen oder wenige Monate andauernden Episoden gedrückter Stimmung klingen stets wieder vollständig ab. Danach ist Hannah sehr erleichtert, wieder fröhlich und sehr unternehmungsfreudig. Auf Anfrage geben der Partner wie auch die Eltern an, dass Hannah in dieser Zeit der Hochstimmung überdreht wirkt und überaktiv sei, gar nicht wirklich sie selber.
Die Diagnose einer manisch-depressiven (bipolaren) Erkrankung wird erst gestellt, als sie im Rahmen eines Praktikums ihrer Berufsausbildung unregelmäßig zur Arbeit kommt, ohne sich zu entschuldigen, schließlich ganz der Arbeit fernbleibt, gar kein Schlafbedürfnis mehr hat, die Nächte durchmacht und letztendlich wegen ihres überaktiven und gereizten Verhaltens gegen ihren Willen in eine Klinik eingewiesen wird. Dort wird sie mit stimmungsstabilisierenden Medikamenten („Mood Stabilizern") behandelt. Auch nach dem Klinikaufenthalt nimmt sie diese weiter regelmäßig ein und wird zusätzlich mit Psychotherapie behandelt. Über viele Jahre bleibt Hannah psychisch stabil und kann ihre Berufsausbildung erfolgreich abschließen.

Kommentar: *Es dauert meist mehr als 10 Jahre bis die zutreffende Diagnose einer bipolaren Störung gestellt wird. Die depressiven Zustände erscheinen zunächst als einfühlbare Reaktionen auf Belastungen. Die hypomanen Zustände werden als angenehm erlebt und auch von der „Umwelt" oft nicht als krankhaft bewertet. Erst das Auftreten des Vollbildes einer Depression oder – wie hier bei Hannah – das Auftreten einer Manie führt zur richtigen Diagnose und Behandlung. Stimmungsstabilisierende Therapien verhindern das Wiederauftreten der depressiven oder manischen Episoden und ermöglichen so die soziale Integration.*

Dieses Buch beschäftigt sich mit der manisch-depressiven Erkrankung, der so genannten bipolaren Störung. Diese Erkrankung gehört zu den rezidivierenden affektiven Störungen.

Die Gruppe der rezidivierenden affektiven Störungen umfasst all jene Krankheitsbilder, die auch mit folgenden, zum Teil bekannteren Bezeichnungen benannt wurden:

- Gemütskrankheit,
- Melancholie,
- affektive Psychose,
- endogene Depression, endogene Manie,
- typische („Major") Depression,
- Dysthymie,
- Zyklothymie,
- manisch-depressive Krankheit.

Der Begriff (rezidivierende) „affektive Störungen" wird in den derzeit gültigen, internationalen Diagnosesystemen (DSM-IV-TR und ICD-10, Erklärung siehe Exkurs) verwendet und ist rein beschreibend, beinhaltet also keine Mutmaßungen über die Ursachen der damit bezeichneten Störungen. Nachfolgend werden die drei Begriffe, aus denen sich die Bezeichnung „rezidivierende affektive Störung" zusammensetzt, erläutert und anschließend werden die Krankheitsbilder beschrieben.

Exkurs: Internationale Diagnosesysteme

Internationale Diagnosesysteme oder besser „Klassifikations"-Systeme wurden geschaffen, um die Diagnostik psychischer Krankheiten zu vereinheitlichen. Das heißt, mit ihrer Hilfe können verschiedene Untersucher für das gleiche Beschwerdebild die gleiche Benennung („Diagnose") finden. Klassifikationssysteme sind im Wesentlichen eine Sammlung von Symptomlisten. Erfüllt das Beschwerdebild eines bestimmten Patienten eine Mindestzahl der in einer Liste genannten Symptome, wird die jeweilige Diagnose gestellt.

Derzeit sind vor allem zwei Klassifikations-Systeme international gebräuchlich:

ICD-10: International Classification of Diseases, Kapitel V (F): Das ist der psychiatrische Teil der „Internationalen Klassifikation der Krankheiten (10. überarbeitete Fassung). Die ICD entstand auf Initiative der

Weltgesundheits-Organisation (WHO). Sie besitzt daher weltweite Gültigkeit.

DSM-IV-TR: Diagnostic and Statistical Manual of Mental Disorders, Fourth Edition, Text Revision (Diagnostisches und statistisches Manual psychischer Störungen, vierte Auflage, Textrevision): Das DSM-System wurde von der Amerikanischen Gesellschaft für Psychiatrie erarbeitet. Es ist mehr auf den soziokulturellen Hintergrund der westlichen Industriegesellschaften abgestimmt.

Beiden Klassifikations-Systemen ist gemeinsam, dass sie rein beschreibend auf die Diagnose hinführen. Theoretische Vorstellungen über die Entstehung einer Störung finden im Wesentlichen keine Beachtung.

Zur Begriffserklärung

Rezidiv, rezidivierend: Unter Rezidiv versteht man in der Medizin das Wiederkehren der Symptome/Beschwerden einer Erkrankung, nachdem diese früher schon einmal bestanden hatten, aber zwischenzeitlich abgeklungen waren. Bezüglich rezidivierender psychischer Störungen ist auch der Begriff „phasenhaft“ gebräuchlich. Auch damit kommt zum Ausdruck, dass eine Erkrankung in zeitlich abgrenzbaren Phasen auftritt, zwischen denen Beschwerdefreiheit besteht (freies Intervall). Im Wesentlichen gleichbedeutend ist der Begriff „episodisch“.

Affekt, Affektivität, affektiv, Stimmung, Grundstimmung, Gestimmtheit: Damit sind die Gefühle/Emotionen eines Menschen gemeint. Die einzelnen Begriffe sind nicht völlig gleichbedeutend, die feinen Unterscheidungen spielen für das Verständnis hier aber keine wesentliche Rolle. Nur soviel: Man spricht einerseits von „Affekt“, wenn eine kurzfristige (heftige) Gefühls-„Wallung“ gemeint ist. Im Gegensatz dazu steht die (Grund-) Stimmung, mit der eine länger dauernde Gefühlslage beschrieben wird, die allen Erlebnissen eine bestimmte emotionale Färbung verleiht. Es ist etwas verwirrend, dass heutzutage der Begriff Affekt auch als Sammelbegriff für Gefühle, Emotionen und Stimmungen, also für eine Veränderung der subjektiven Befindlichkeit verwendet wird. Bei einer „affektiven Störung“ ist das gesamte Gefühlsleben, nicht nur der „Affekt“ im erstgenannten Sinn, verändert.

Störung: Um die in der Psychiatrie besonders schwierige Grenzziehung zwischen „gesund" und „krank" zu umgehen (was ist eigentlich „normal"?) und wohl auch, um die oft als diskriminierend erlebte Bezeichnung „psychische Krankheit" zu vermeiden, hat man sich geeinigt, in den modernen Diagnosesystemen (DSM-IV-TR, ICD-10) den Begriff „Krankheit" durch den neutraleren Begriff „Störung" zu ersetzen. Dies ändert aber nichts daran, dass diese Störungen den Betroffenen beeinträchtigen und er – wie ein Kranker – mit Medikamenten und/oder anderen Therapieverfahren erfolgreich behandelt werden kann.

Die Symptomatik: Das Beschwerdebild

Das im Vordergrund stehende Krankheitszeichen (das Leitsymptom) bei affektiven Störungen ist die Verstimmung, eine anhaltende, deutlich über das Ausmaß gesunder Stimmungsschwankungen hinausgehende Veränderung der Grundstimmung. Diese kann in zwei verschiedene „Richtungen" verändert sein, nach „unten", herabgestimmt (depressiv, melancholisch) oder nach „oben" (manisch, hochgestimmt). Die beiden gegensätzlichen Richtungen nennt man auch „Pole".

Eng verknüpft mit der Verstimmung ist eine Änderung der Aktivität. Sie nimmt in der Regel bei der depressiven Verstimmung ab, bei der manischen Verstimmung zu. Meist kommen auch noch andere Beschwerden/Symptome hinzu, die gemeinsam eine charakteristische Gruppe von Beschwerden, ein „Syndrom" bilden (depressives Syndrom bzw. manisches Syndrom, siehe Tab. **1**).

Das depressive Syndrom: die Depression

Depressive Verstimmung. Leitsymptom des depressiven Syndroms ist die depressive Verstimmung. Die Stimmung ist „gedrückt", „herabgestimmt". Es handelt sich dabei zumeist um etwas anderes als „Traurigkeit", wie sie jeder Gesunde kennt. Die Patienten beklagen oft gerade, dass sie „gar keine Gefühle mehr haben", weder Trauer noch Freude empfinden können. Dieses Gefühl der Gefühllosigkeit wird als besonders quälend erlebt. (Häufig ist es ein Zeichen der Besserung, wenn Patienten wieder weinen können!) Oft wird auch eine „innere Leere" beschrieben, die Betroffenen fühlen sich „abgestorben", „wie tot", „vertrocknet". Sie sind verzweifelt, hoffnungslos, können sich nicht vorstellen, dass es jemals wieder besser wird. Die Zeit scheint nicht zu vergehen, und jeder neue Tag liegt wie ein schwarzer, unüberwindlicher Berg vor ihnen. Die Stimmung ist wenig auslenkbar, d. h. durch äußere Ereignisse weniger beeinflussbar als beim Ge-

Tabelle **1** Häufige Symptome bei depressiven und manischen Zustandsbildern. Oft sind einzelne Symptome vorhanden, der Ausprägungsgrad reicht von kaum merklich bis zu den Extremformen. Spätestens diese Extremformen sowie das Vorliegen von Selbst- oder Fremdgefährdung machen eine stationäre Behandlung erforderlich (nähere Erläuterungen siehe Text)

depressives Syndrom („Depression“)			**manisches Syndrom („Manie“)**		
stärkste Ausprägung		**typische Beschwerden**	**typische Beschwerden**		**stärkste Ausprägung**
		depressive Verstimmung „Gefühl der Gefühllosigkeit“	gehobene Stimmung, Reizbarkeit		
depressiver Stupor	←	Antriebsreduktion, psychomotorische Hemmung, Ambivalenz, sozialer Rückzug	Antriebssteigerung, Überaktivität besondere Entschlussfreudigkeit	→	Erregungszustand
			Distanzlosigkeit, Wegfall von Hemmungen	→	sexuelle Umtriebigkeit, Promiskuität
		Denkhemmung, Grübelneigung, Freud- und Interesselosigkeit (Anhedonie)	Denkbeschleunigung, Ablenkbarkeit übermäßige Begeisterungsfähigkeit	→	Ideenflucht
		Gefühl der Unfähigkeit (Insuffizienz) Wertlosigkeit	Selbstüberschätzung	→	Größenwahn Sendungsbewusstsein ↓ Halluzinationen
nihilistischer Wahn	←	Kleinheit			
		übertriebene Sorgen um	übertriebene Geldausgaben		
Verarmungswahn	←	die finanzielle Situation			
hypochondrischer Wahn	←	die Gesundheit			
Schuldwahn und Strafwahn ↓ Halluzinationen	←	Verfehlungen, Sünden			

Tabelle **1** (Fortsetzung)

depressives Syndrom („Depression")		**manisches Syndrom („Manie")**	
stärkste Ausprägung	**typische Beschwerden**	**typische Beschwerden**	**stärkste Ausprägung**
	körperlich: Libido- u. Potenzverlust Appetit- und Gewichtsverlust (selten Appetit- und Gewichtszunahme) Schlafstörungen (selten vermehrter Schlaf) „Kloßgefühl", „Ring um die Stirn", „Stein auf der Brust", Schmerzen, Schwindel, verschiedene Beschwerden	körperlich: Libidosteigerung, Zunahme der sexuellen Aktivität, oft Gewichtsverlust aufgrund von Überaktivität vermindertes Schlafbedürfnis besonderes Wohlbefinden	
Suizidalität ←	vermehrte Gedanken an den Tod, Gefühl der Sinnlosigkeit, passive Todeswünsche		
	sämtliche Symptome können morgens nach dem Aufwachen besonders stark ausgeprägt sein („Morgentief")		
Selbstgefährdung: Suizidalität, allgemeine Verwahrlosung / Vernachlässigung *Fremdgefährdung:* erweiterter Suizid		*Selbstgefährdung:* sozialer und finanzieller Ruin, Selbsttötung durch unrealistische Selbstüberschätzung *Fremdgefährdung:* Aggressivität, Gewalt gegen andere	

sunden, manchmal ist gar keine Veränderung der Stimmung mehr möglich, die Patienten sind affektstarr.

Negative Färbung. Die depressive Verstimmung verleiht allen Wahrnehmungen und Erlebnissen eine negative Färbung. Die Welt erscheint „grau in grau“, Negatives wird überbetont, Positives „ausgeblendet“ oder umbewertet.

Antriebsminderung. Die Aktivität ist vermindert, der Antrieb gehemmt. Jede, auch die kleinste Tätigkeit erfordert große Anstrengung. Der Beruf und die Hausarbeit können nur noch mit Mühe oder gar nicht mehr bewältigt werden, soziale Kontakte werden aufgegeben.

Depressiver Stupor. Viele Patienten zeigen kaum Mimik und Gestik, oft findet sich ein typisch depressiver Gesichtsausdruck. Im depressiven Stupor ist der Patient völlig erstarrt, bewegt sich überhaupt nicht mehr.

Bewegungsunruhe. Andere Patienten dagegen zeigen eine starke Bewegungsunruhe, die ihrer quälenden inneren Unruhe entspricht und laufen händeringend, oft jammernd und klagend hin und her (Agitiertheit).

Auswirkungen auf das Denken. Entscheidungen zu treffen, fällt schwerer als in beschwerdefreien Zeiten (Ambivalenz) oder ist gar nicht mehr möglich. Häufig berichten Patienten, dass sie z. B. morgens ratlos vor dem Kleiderschrank stehen und sich nicht entscheiden können, was sie anziehen sollen. Depressive Patienten erleben ihre Denkvorgänge als gehemmt (Denkhemmung). Sie müssen sich zum Denken zwingen, „wie gegen einen zähen Widerstand“. Sie können sich nicht konzentrieren, erscheinen fälschlicherweise (auch in psychologischen Tests) weniger intelligent als außerhalb der Erkrankung (Pseudodemenz). Der Schwierigkeit zielgerichteten Denkens steht oft ein ständiges Grübeln gegenüber, die Betroffenen haben nur noch einen oder wenige sorgenvolle Gedanken, die sie nicht mehr loslassen, „die Gedanken drehen sich im Kreis“.

Freudlosigkeit. Die Fähigkeit sich zu freuen geht verloren (Anhedonie), angenehme Tätigkeiten machen keinen Spaß mehr. Die Patienten verlieren das Interesse an früheren Hobbys und an wichtigen Ereignissen ihrer Umgebung.

Geringes Selbstwertgefühl. Das Selbstwertgefühl ist schwer beeinträchtigt, die Betroffenen erleben sich als wertlos und/oder unfähig (Insuffizienzgefühl). Sie glauben, verschiedenste Dinge verschuldet zu haben (z. B. die eigene Krankheit, falls diese überhaupt als solche erkannt wird), machen sich Sorgen um finanzielle Angelegenheiten (z. B. um die Finanzierung des Klinikaufenthalts) sowie um ihre körperliche Gesundheit.

Wahn. Im Extremfall können sich diese Befürchtungen zu einem Wahn steigern, in dem der Bezug zur Realität vorübergehend völlig verloren geht. Die Patienten sind dann der unerschütterlichen Überzeugung an einer schweren oder unheilbaren Krankheit (Krebs, Aids etc.) zu leiden (hypochondrischer Wahn), keinen Cent Geld und keine materiellen Güter mehr zu besitzen (Verarmungswahn) oder durch ihr Fehlverhalten großen Schaden verursacht, ja sogar Katastrophen (Flugzeugabstürze, Kriege) verschuldet zu haben (Schuldwahn). Die extremste Ausprägung des Gefühls der Kleinheit und Bedeutungslosigkeit ist der nihilistische Wahn. Die Betroffenen glauben, „überhaupt nicht mehr vorhanden" oder „schon längst gestorben" zu sein. Da die genannten Wahn-Themen Ausdruck der schweren Verstimmung sind, d. h. zur depressiven Stimmung „passen", nennt man sie auch stimmungskongruent oder synthym.

Trugwahrnehmungen. In manchen Fällen treten – meist flüchtige und undeutliche – Trugwahrnehmungen (Halluzinationen) auf. Die Patienten hören Stimmen, die sie beschimpfen, anklagen, oder nehmen beispielsweise Verwesungsgeruch wahr. Diese Trugwahrnehmungen sind ebenfalls Folge der Verstimmung, sind „vom Affekt getragen".

Körperliche Beschwerden. Neben den genannten psychischen Veränderungen sind körperliche Beschwerden für depressive Zustandsbilder recht typisch. Es kommt zu einer Verminderung des sexuellen Verlangens (Libidoverlust), zu Appetitverlust mit Gewichtsabnahme (selten Appetitsteigerung mit Gewichtszunahme) sowie zu Schlafstörungen (Einschlafstörungen, Durchschlafstörungen und vor allem frühmorgendliches Erwachen). Seltener ist vermehrter Schlaf. Häufige körperliche Beschwerden sind weiterhin ein Kloßgefühl im Hals, oder Empfindungen „als läge ein eiserner Ring um die Stirn", „als laste ein zentnerschwerer Stein auf der Brust" (Vitalstörungen). Oft geklagt wird über körperlich nicht erklärbare Schmerzen, Schwindel, Schwäche, Müdigkeit, Erschöpfbarkeit sowie eine Vielzahl anderer Beschwerden, die teils recht undeutlich und schwer beschreibbar sind, teils aber auch genau lokalisiert werden.

Suizidgedanken und -pläne. Ein besonders gefährliches Symptom vieler depressiv Erkrankter sind Gedanken an den Tod. Es kann sich um passive

Todeswünsche handeln („am liebsten würde ich morgen früh nicht mehr aufwachen"), aber auch um sehr konkrete Selbstmordabsichten und -pläne. Leider kommt es immer wieder vor, dass depressive Patienten durch Suizid (Selbsttötung) versterben. Von erweitertem Suizid spricht man, wenn der Patient eine von ihm abhängige Person mit in den Tod nimmt, in der wahnhaften Gewissheit, dass ein Weiterleben auch für diese eine unzumutbare Qual wäre. Meist handelt es sich bei diesen tragischen Fällen um Mütter, die erst ihr Kind und dann sich selbst töten. Bei jedem depressiven Patienten ist es daher äußerst wichtig, dass der Arzt die Frage nach Selbstmordgedanken stellt. Ist eine ernsthafte Gefahr anzunehmen, muss zum Schutz des Patienten eine stationäre Aufnahme in eine psychiatrische Klinik veranlasst werden, notfalls auch gegen seinen Willen (die juristischen Grundlagen hierzu sind von Land zu Land verschieden).

> Bei den Betroffenen kommen in der Regel mehrere der genannten Symptome gleichzeitig oder nacheinander vor, jedoch praktisch niemals alle.

Somatisierte Depression. Manchmal steht ein einziges Symptom so im Vordergrund, dass der Patient begleitende Beschwerden kaum wahrnimmt und der Arzt sie nur mühsam erfragen kann. Dies ist z. B. bei der so genannten somatisierten oder larvierten Depression der Fall, bei der körperliche Beschwerden vorherrschen. Die richtige, d. h. die psychiatrische Diagnose wird hier oft nicht oder erst sehr spät gestellt, nachdem umfangreiche körperliche Untersuchungen ohne Ergebnis blieben.

Das manische Syndrom: die Manie

Manische Verstimmung. Das Leitsymptom der Manie ist die gehobene Stimmungslage, die manische Verstimmung, die der Situation nicht angemessen oder gar völlig unpassend ist (z. B. Singen lustiger Lieder während einer Beerdigung). Diese gehobene Stimmung kann rasch in Gereiztheit umschlagen, die manchmal ganz im Vordergrund steht.

Antriebssteigerung. Eine Antriebssteigerung und Überaktivität ist das zweite hervorstechende Symptom des manischen Syndroms. Dabei kann es zu Aggressivität bis hin zu Erregungszuständen und Gewaltakten kommen, z. B. wenn die Patienten in ihrem Tatendrang gebremst werden. Die Antriebssteigerung kann bei leichter Ausprägung zu einer Steigerung der Leistungsfähigkeit führen.

Beschleunigte Denkvorgänge, Rededrang. Die Denkvorgänge sind beschleunigt, die Patienten haben zahlreiche Einfälle, sind aber auch sehr leicht ablenkbar und kommen „vom Hundertsten ins Tausendste“ (Ideenflucht). Oft besteht ein ausgeprägter Rededrang. Die geistige Beweglichkeit, das pausenlose Spielen mit Assoziationen wirkt zusammen mit der ansteckenden Heiterkeit der Betroffenen auf ihre Umgebung oft ausgesprochen geistreich, ja mitreißend komisch. Nimmt die Störung aber weiter zu, ist es nicht mehr möglich, dem Gedankengang des Patienten zu folgen. Er kann bei keiner Sache bleiben, erscheint „verwirrt“. Bei schwereren Manien ist dann häufig das geordnete Anstreben gesteckter Ziele nicht mehr möglich.

Distanzlosigkeit. Manische Patienten sind sehr kontaktfreudig bis aufdringlich, verlieren Hemmungen und halten soziale Regeln im Umgang mit anderen Menschen nicht ein. Sie machen z. B. einen Handstand im Büro, setzen sich bei ihrem Chef auf den Schreibtisch und klopfen ihm kameradschaftlich auf die Schulter mit den Worten: „Na Chef, wie geht's uns denn heute?“

Selbstüberschätzung. In der Manie neigen die Patienten zur Selbstüberschätzung, was ihre geistigen und körperlichen Fähigkeiten oder ihre finanziellen Mittel betrifft. Es kommt zu übertriebenen Geldausgaben (z. B. Kauf mehrerer Luxusautos). Hochfliegende Zukunftspläne werden geschmiedet und unverzüglich in Angriff genommen. Die Größenideen können sich bis zu einem Größenwahn mit vorübergehendem Verlust des Realitätsbezugs steigern. Ein Patient kann z. B. davon überzeugt sein, ein wichtiges politisches Amt inne zu haben, eine religiöse Gemeinschaft gründen zu müssen oder ein Auserwählter Gottes zu sein (Sendungsbewusstsein). Zuweilen entwickelt sich auch ein Verfolgungswahn, wenn die Bemühungen der Umgebung, den Patienten zu „bremsen“, missverstanden werden. Gelegentlich kann es auch hier zu flüchtigen Trugwahrnehmungen (z. B. Hören der Stimme Gottes) kommen.

Körperliche Symptome. Körperlich erleben die Betroffenen oftmals ein ausgesprochenes Wohlbefinden. Die sexuelle Aktivität ist gesteigert. Unterstützt durch die ungewöhnliche Kontaktfreudigkeit während der Erkrankung gehen manche Patienten wahllos sexuelle Beziehungen ein (Promiskuität). Das Schlafbedürfnis ist oft auf wenige Stunden pro Nacht reduziert. Gewichtsabnahme und körperliche Erschöpfung können die Folge der pausenlosen Überaktivität und der häufig damit verbundenen Vernachlässigung der Nahrungsaufnahme sein.

Selbst- und Fremdgefährdung. Im Rahmen des manischen Syndroms können Patienten ihre finanzielle und berufliche Existenz durch ihr unangemessenes Verhalten ernsthaft gefährden. Selbst ihr Leben ist bedroht, wenn sie Gefahrensituationen nicht richtig einschätzen, oder z. B. in der Überzeugung fliegen zu können, von einem Dach springen. Darüber hinaus kann es durch die Reizbarkeit und Aggressivität zur Gefährdung anderer Personen kommen.

> Aus den obigen Schilderungen wird klar, dass schwerere Manien nur unter stationären Bedingungen und in der Regel auf einer geschlossenen psychiatrischen Station behandelt werden können. Es kann notwendig werden, diese Maßnahme gegen den Willen des Patienten, aber zu seinem eigenen Schutz, einzuleiten.

Hypomanie

Von einer Hypomanie spricht man, wenn die Symptome der Manie in leichterer Form (teilweise auch über einen kürzeren Zeitraum) auftreten. Die Beeinträchtigungen sind weniger stark ausgeprägt als in der Manie, und der Realitätsbezug ist bei Patienten mit einer Hypomanie noch vorhanden. Eine Hypomanie wird häufig nicht als solche wahrgenommen und deshalb leicht übersehen. Die in Tab. **2** genannten Fragen können helfen, sie zu erkennen.

Meist wird eine Hypomanie vom Betroffenen als angenehm empfunden. Erst die Befragung nahestehender Angehöriger führt dazu, dass eine Hypomanie als solche erkannt wird. Leider stellen hypomane Zustände oft nur die „eine Seite der Medaille" der manisch-depressiven Erkrankung dar. Wenn schwere depressive Symptome auf die hypomane Phase folgen, ist eine Behandlung der Erkrankung unumgänglich.

Tabelle **2** Wichtige Fragen zum Erkennen einer Hypomanie (nach Angst et al. 2003)

Kam es in den letzten 12 Monaten vor, dass Sie ohne besonderen Grund sehr viel:
• unternehmungslustiger oder aktiver waren?
• weniger ermüdbar waren?
• weniger Schlaf benötigten?
• mehr gesprochen haben?
• mehr gereist sind?
• betriebsamer waren?

Eine Hypomanie kann auch der Beginn einer schwereren manischen Phase sein, in welcher der Patient sich selbst, seine finanziellen Verhältnisse und sozialen Beziehungen sowie seine Umgebung gravierend gefährdet. Hat ein Patient bereits eine manische Phase hinter sich, muss jede Hypomanie – so angenehm sie im Augenblick sein mag – als ernstes Warnsignal verstanden werden.

! Hypomanien werden meist nicht als krankhaft angesehen. Die Diagnose bipolare Störung wird dadurch oft erst spät gestellt.

Gegensatz Manie und Depression

Das manische bzw. hypomane Syndrom ist also in mancher Hinsicht das Gegenstück des depressiven Syndroms, jedoch nicht das genaue Gegenteil (Tab. **1**, Abb. **1**). So kommen Schlafstörungen bei beiden Zuständen vor, wenn auch mit dem Unterschied, dass sie vom depressiven Patienten als quälend, vom manischen Patienten dagegen eher als angenehm erlebt werden. Es gilt aber nicht uneingeschränkt, dass die Manie von Betroffe-

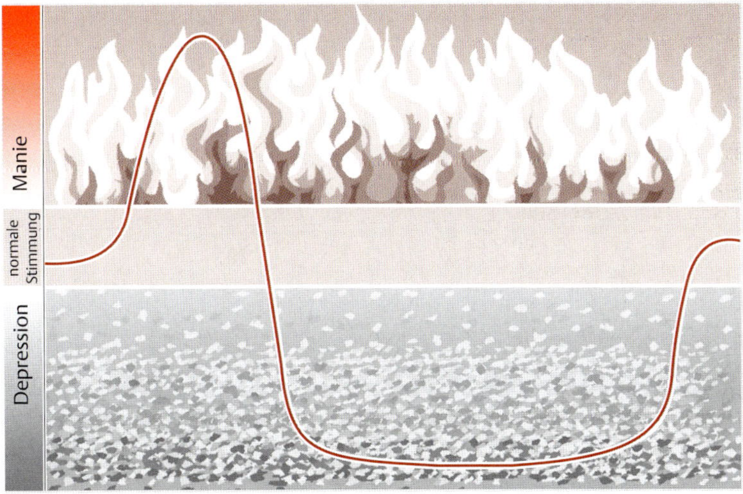

Abb. **1** Manie und Depression als Feuer und Asche: Wenn das Feuer erlischt, bleibt Asche zurück (nach Erfurth et al. 2005).

nen „nur positiv" erlebt wird. Die ständige Getriebenheit und Gereiztheit hat oft einen ausgesprochen unangenehmen Charakter.

Affektive Mischzustände

Depressives und manisches Syndrom sind keine unvereinbaren Gegensätze. Es kann vorkommen, dass bestimmte depressive und manische Symptome gleichzeitig nebeneinander oder in raschem Wechsel bestehen. In einem solchen Fall spricht man von einem affektiven Mischzustand bzw. von einer gemischten Episode. Diese Symptomatik tritt nicht selten auf, die Behandlung gestaltet sich allerdings oft schwierig (Abb. **2**).

Schweregrad und „Krankheit"

Die ausführliche Schilderung möglicher Symptome darf nicht darüber hinwegtäuschen, dass es auch milde Formen affektiver Störungen gibt. Der Übergang zwischen völliger Beschwerdefreiheit und schwerster Symptomatik verläuft fließend (wobei Letztere eher die Ausnahme ist).

Man könnte nun einwenden, es sei nicht sinnvoll, die milderen Formen der genannten Beschwerdebilder als „psychische Krankheiten" (oder „Stö-

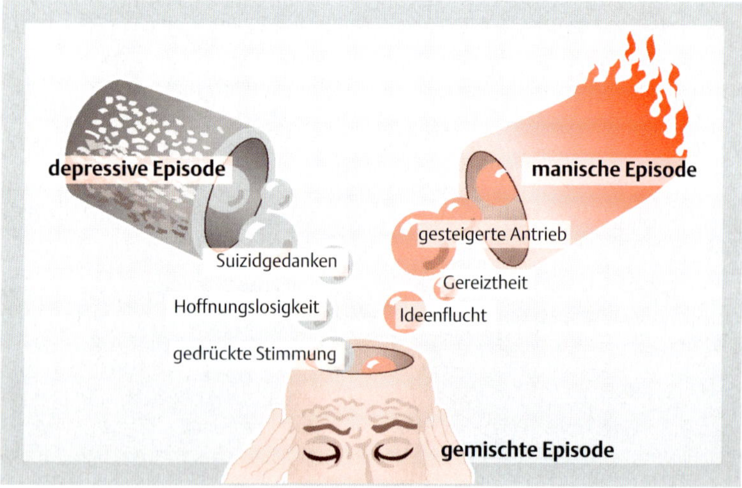

Abb. **2** Bei gemischten Episoden treten sowohl manische als auch depressive Symptome auf (nach Erfurth et al. 2005).

rungen“) zu betrachten und damit einen natürlichen Teil menschlichen Lebens grundlos zu „pathologisieren“, die Betroffenen gar „abzustempeln“. Selbstverständlich hat jeder Mensch seine eigene, individuelle Affektivität, selbstverständlich sind Grundstimmung, Anfälligkeit für Stimmungsschwankungen und Ansprechbarkeit auf Umweltreize von Mensch zu Mensch verschieden. Aber auch Phasen mit milderen Stimmungsschwankungen können für die Betroffenen als belastend erlebt werden. Leichtere depressive Verstimmungen können durch bedrängende Selbstmordgedanken sogar gefährlich sein.

Die Grenze zwischen gesund und krank ist fließend

Für das Auftreten niedergedrückter Stimmung sind zahlreiche Gründe denkbar, die in den persönlichen Erfahrungen und Erlebnissen liegen, ohne dass man eine Krankheit annehmen muss. Erreichen affektive Syndrome (depressives Syndrom, manisches Syndrom, affektiver Mischzustand) aber ein Ausmaß, durch das die Betroffenen in ihrer Lebensgestaltung schwer beeinträchtigt sind, sich selbst gefährden oder als krank bzw. „völlig verändert“ erleben (sei es während der Krankheitsphase oder danach) bedürfen sie dringend ärztlicher Hilfe. Zwischen eindeutig Gesunden und eindeutig Kranken bleibt eine Grauzone. Die Grenze zwischen (noch) gesund und (schon) krank ist niemals eine scharfe und sie ist in der Psychiatrie fließender als in anderen medizinischen Fachgebieten. Dennoch muss sie in jedem einzelnen Fall aufs Neue gezogen werden. Im Zweifel dürfen als zuverlässigste Kriterien für „Krankheit“ das subjektive Leiden des Patienten, die Beeinträchtigung in sozialen, beruflichen oder anderen wichtigen Bereichen und die Gefährdung seines Lebens oder seiner Lebensumstände gelten.

Das Krankhafte zeigt sich oft erst im Verlauf

Das Krankhafte einer psychischen Veränderung ist oft zu Beginn noch nicht erkennbar und wird erst im weiteren Verlauf deutlich (siehe auch „Fallbeispiel Hannah“ auf S. 2). Jedem Psychiater sind Patienten bekannt, deren wiederkehrende depressive Verstimmungen als „normale“ Reaktion (z. B. im Rahmen eines Ehekonfliktes) eingeschätzt wurden, bis das Auftreten einer manischen Phase das Vorliegen einer bipolaren Störung belegte. Am Beginn einer manischen Phase kann es sogar vorkommen, dass Hochstimmung und Überaktivität nicht nur vom Betroffenen selbst als positiv erlebt werden, sondern dass er als Geschäftsmann besonders erfolgreich (weil kontaktfreudig und überzeugend) oder als Künstler besonders produktiv und kreativ ist. Aber leider kann ein solcher hypomaner Zustand ein Vorläufer einer ausgeprägten manischen Krankheitsphase sein, die nicht selten zu einer Gefährdung der eigenen finanziellen Verhältnisse oder sozialen Beziehungen führt. In vielen Fällen gehen hypomane Zustände auch später auftretenden depressiven Phasen voraus. In beiden Fällen wird also der Behandlungsbedarf bzw. die Bezeichnung als „Krankheit" erst später ersichtlich.

Bei nur leicht ausgeprägten depressiven Zuständen besteht umgekehrt die Gefahr, diese als Reaktion auf unangenehme Erlebnisse oder als Persönlichkeitseigenschaft zu verkennen und dem Patienten eine vielleicht hilfreiche Behandlung vorzuenthalten. Für die richtige Bewertung affektiver Auffälligkeiten ist also neben dem Beschwerdebild und seinem Ausprägungsgrad der Verlauf von großer Bedeutung.

Verlauf

> Vorweg die wichtigste Information für alle zurzeit Betroffenen: Die Krankheit geht vorbei!

Damit ist bereits das charakteristischste Verlaufsmerkmal der affektiven Störungen angesprochen: Affektive Störungen verlaufen episodisch, in Krankheits-„Phasen", die vorübergehen. Nach jeder Phase erreichen die Patienten in der Regel wieder ihre volle Gesundheit und Leistungsfähigkeit. Manchmal tritt nur eine einzige Phase auf, häufiger jedoch verlaufen affektive Störungen rezidivierend. Das heißt, nach einem gewissen zeitlichen Abstand, in dem der Patient ganz oder weitgehend beschwerdefrei ist (freies Intervall), kommt es erneut zu Symptomen.

Da – wie oben dargelegt – der Affekt in zwei verschiedenen Richtungen krankhaft verändert sein kann (depressives Syndrom oder manisches Syndrom), die Krankheit also zwei Pole hat, können affektive Störungen unipolar oder bipolar verlaufen.

Unipolarer Verlauf. Unipolar bedeutet, während des ganzen Lebens eines Patienten – bzw. bis zur Stellung der Diagnose – sind nur Symptome eines Pols aufgetreten. Es handelt sich z. B. um eine unipolare Depression, wenn bislang nur Depressionen beobachtet wurden.

Bipolarer Verlauf. Bipolar bedeutet, im Verlauf der Erkrankung sind sowohl depressive als auch hypomanische oder manische Episoden aufgetreten. Man spricht daher auch von manisch-depressiver Krankheit. Es können auch gemischte Episoden (Mischzustände) vorkommen.

Verlauf der einzelnen Krankheitsphasen

Die Beschwerden beginnen meist allmählich: Bei einer depressiven Phase dauert es oft mehrere Wochen (bis Monate), bis das volle Beschwerdebild erreicht ist. Manische Phasen beginnen in der Regel schneller, über Tage (bis Wochen).

Tagesschwankungen. Auch innerhalb einer Krankheitsphase ist es üblich, dass die Ausprägung der Beschwerden schwankt (von Tag zu Tag oder auch in größeren Zeiträumen). Recht charakteristisch für eine depressive Phase sind Tagesschwankungen, in der Regel das so genannte „Morgentief". Das heißt, die Beschwerden sind morgens, nach dem meist zu frühen Erwachen, besonders stark, lassen im Laufe des Vormittags nach und sind am Abend am erträglichsten.

Allgemeine Besserungstendenz. Für alle Betroffenen ist es wichtig zu wissen, dass auch unter erfolgreicher Behandlung einer Depression weiterhin Schwankungen auftreten können. Es ist nicht als Zeichen des Versagens einer Therapie zu werten, wenn nach einer anfänglichen Besserung wieder eine Verschlechterung eintritt. Wichtiger als diese kurzfristigen Schwankungen ist eine „allgemeine Besserungstendenz", die oftmals von Außenstehenden – z. B. vom behandelnden Arzt – sicherer beurteilt werden kann als vom Patienten selbst. Dies kann z. B. daran liegen, dass Patienten innerhalb einer depressiven Phase dazu neigen, negative Ereignisse stärker wahrzunehmen als positive, d. h. in gewisser Weise „schaut der Patient durch eine schwarze Brille".

Nachschwankungen. Bei Patienten mit bipolarem Verlauf kann nach einer Depression eine hypomane Nachschwankung folgen, also eine Zeit besonderen Wohlbefindens, guter Stimmung und großer Aktivität, die aber nicht das Ausmaß einer Manie erreicht. Entsprechend schließen sich an Manien häufig subdepressive Nachschwankungen an, in denen die Patienten leicht depressiv verstimmt und wenig aktiv sind.

Switch. Leider kommt es aber auch vor, dass Patienten am Ende einer Erkrankungsphase „umschlagen", d. h. dass sich an eine Manie ohne symptomfreies Intervall (allenfalls nach einigen symptomarmen Tagen) eine schwere Depression anschließt oder umgekehrt. Es gibt Hinweise darauf, dass ein solches „Umschlagen" (ein so genannter Switch) in die Hypomanie oder Manie durch die medikamentöse Behandlung mit bestimmten Antidepressiva begünstigt werden kann (siehe auch S. 45 f). Stimmungsstabilisierende Medikamente wie Lithium, Carbamazepin, Valproat, Lamotrigin oder Olanzapin reduzieren dagegen das Umschlagen in die jeweils andere Phase.

Erkrankungsdauer. Die Dauer der Erkrankungsphasen ist sehr unterschiedlich. Unbehandelt ist mit (Wochen bis) Monaten (bis Jahren) zu rechnen. Eine medikamentöse Behandlung kann diesen Zeitraum wesentlich verkürzen. Bereits an dieser Stelle muss aber darauf hingewiesen werden, dass keines der zur Verfügung stehenden Therapieverfahren sofort zu einem völligen Verschwinden aller Beschwerden führt, sondern die Besserung erst nach einigen Tagen bis wenigen Wochen einsetzt.

Therapieresistente Depression. Bleibt eine fachgerecht durchgeführte antidepressive Behandlung ohne den gewünschten Erfolg, spricht man von einer „therapieresistenten Depression". In der Regel sind dann noch bei weitem nicht alle therapeutischen Möglichkeiten ausgeschöpft.

Einteilung der affektiven Störungen

Bei Vorliegen einer affektiven Störung können bei verschiedenen Patienten sehr unterschiedliche Beschwerdebilder auftreten. In den gängigen Klassifikationssystemen (Erklärung siehe Exkurs S. 3 f) wird daher eine Unterteilung der affektiven Störungen in verschiedene Unterformen („Diagnosen") vorgenommen, für die neben der Symptomatik der Verlauf von entscheidender Bedeutung ist. Diese Grundregel gilt in der gesamten Psychiatrie, denn für psychiatrische Diagnosen ist der Zeitverlauf wichtiger als dies in der Medizin sonst der Fall ist. Vereinfacht ließe sich das auf die Formel bringen: Symptomatik + Verlauf = Diagnose.

Einzelne Episode. Erkrankt ein Patient zum ersten Mal an einer affektiven Störung, kann über den weiteren Verlauf noch keine Voraussage gemacht werden. Man spricht dann von einer einzelnen Episode.

Rezidivierende affektive Störung. Sobald dagegen mindestens zwei Episoden aufgetreten sind, spricht man von einer rezidivierenden affektiven Störung.

Anhaltende affektive Störungen. Bei bestimmten Patienten mit so genannten „anhaltenden affektiven Störungen" (z. B. Zyklothyme Störung,

Dysthymie) zeigen sich längere Phasen mit Stimmungsschwankungen, die teilweise jahrelang andauern. Die Symptomatik ist allerdings weniger stark ausgeprägt als das innerhalb einer hypomanen, manischen oder depressiven Episode der Fall ist. Aufgrund der Dauer der Krankheitsphasen leiden die Betroffenen jedoch sehr darunter.

Unterteilung in unipolare und bipolare Störungen. Die zweite wichtige Unterteilung wurde bereits im Kapitel „Verlauf" erläutert: Man spricht von einer unipolaren depressiven Störung, wenn bei einem Patienten bisher nur depressive Phasen (also keine hypomanen, manischen oder gemischten Episoden) vorhanden waren. Sobald mindestens eine manische, hypomane oder gemischte Episode aufgetreten ist, spricht man von einer bipolaren Störung. (Die „unipolaren Manien" werden den bipolaren Störungen zugerechnet, da sie diesen in vielen Aspekten – wie z. B. psychischen Erkrankungen in der Familie, Persönlichkeit, Prognose und Therapie – ähnlich sind.)

Entsprechend der oben genannten Unterteilung lassen sich die affektiven Störungen damit in die in Tab. **3** und Abb. **3** dargestellten Diagnosen einteilen.

Die hier gegebene Unterteilung stellt den Versuch dar, unter Berücksichtigung der zurzeit gültigen internationalen Diagnosesysteme (DSM-IV-TR und ICD-10, siehe Exkurs S. 3), aber ohne unnötigen Ballast, die affektive Störungen möglichst leicht verständlich zu gruppieren.

Tabelle **3** Einteilung der affektiven Störungen

	unipolar	**bipolar**
einzelne Episode	depressive Episode (mit oder ohne psychotische Symptome)	manische Episode hypomane Episode gemischte Episode
rezidivierende affektive Störungen	rezidivierende depressive Störung saisonal abhängige Depression rezidivierende kurze depressive Störung	Bipolar-I-Störung (mit oder ohne Rapid Cycling*) Bipolar-II-Störung (mit oder ohne Rapid Cycling*)
anhaltende affektive Störungen	Dysthymie	Zyklothyme Störung

* Rapid Cycling: mindestens 4 Phasen pro Jahr

maximale Ausprägung des depressiven Pols ↓ / maximale Ausprägung des manischen Pols →	nicht vorhanden	leicht (hypoman)	schwer oder gemischt
	unipolar	**bipolar**	
schwer	**Rezidivierende depressive Störung**	**Bipolar-II**	**Bipolar-I**
leicht*	**Dysthymie****	**Zyklothyme Störung*****	**Bipolar-I**
nicht vorhanden	-----	**Teil des Bipolar-Spektrum**	**Bipolar-I**

*erfüllt nicht die Kriterien einer depressiven Episode
**mindestens über 2 Jahre, mehr als die Hälfte der Zeit (leicht) depressiv
***mindestens über 2 Jahre, zahlreiche Perioden mit depressiven und hypomanen Symptomen

Abb. **3** Einteilung der rezidivierenden und anhaltenden affektiven Störungen nach dem maximalen Ausprägungsgrad des depressiven und manischen „Pols".

Unipolare depressive Störungen

Wie bereits oben erwähnt, wird die Diagnose einer unipolaren depressiven Störung nur dann gestellt, wenn im Laufe des Lebens – bzw. bis zur Stellung der Diagnose – nur depressive Phasen aufgetreten sind. Tritt auch nur einmal im Leben des Patienten eine manische, hypomane oder gemischte Episode auf, so wird eine bipolare Störung diagnostiziert.

Zur Gruppe der unipolaren Depressionen gehören einzelne depressive Episoden, die rezidivierende depressive Störung sowie die so genannte Dysthymie.

Im Rahmen schwerer depressiver Episoden können psychotische Symptome wie Wahn oder Halluzinationen auftreten. Auch dies wird in der Diagnose berücksichtigt (depressive Episode mit oder ohne psychotische Symptome).

Seltenere Sonderformen unipolarer depressiver Störungen sind die saisonal abhängige Depression (Winterdepression) und die rezidivierende kurze depressive Störung.

Dysthymie: Bei der Dysthymie handelt es sich um eine chronische, lang andauernde, aber leichtere depressive Verstimmung. Solche Beschwerdebilder wurden früher häufig als neurotische Depression oder depressive Neurose diagnostiziert. Bei manchen Patienten wird die Dysthymie auch durch depressive Episoden überlagert. Man spricht dann von „double depression".

Die Einteilung der unipolaren depressiven Störungen ist in Tab. **3** und Abb. **3** jeweils in der linken Spalte dargestellt.

Bipolare affektive Störungen

Bei den bipolaren Störungen kommen neben depressiven auch hypomane oder manische Phasen oder Mischzustände (gemischte Episoden) vor. Je nach der Charakteristik des Verlaufs unterscheidet man neben einzelnen Episoden die Bipolar-I-, Bipolar-II- und die Zyklothyme Störung (Tab. **3**).

Bipolar-I-Störung. Bei einer Bipolar-I-Störung mit depressiven, hypomanen, manischen oder gemischten Episoden muss im bisherigen Verlauf mindestens eine manische oder gemischte Episode aufgetreten sein.

Bipolar-II-Störung. Eine Bipolar-II-Störung wird dagegen dann diagnostiziert, wenn nur hypomane und depressive Episoden aufgetreten sind. Im bisherigen Verlauf gab es somit keine einzige manische oder gemischte Episode. Wenn auch nur eine einzige manische oder gemischte Episode aufgetreten ist, lautet die Diagnose „Bipolar-I".

Rapid Cycling. Eine Sonderform der bipolaren Störung ist das Rapid Cycling. Man versteht darunter eine Verlaufsform mit raschem Phasenwechsel, die sich spontan oder im Verlauf einer Behandlung entwickeln kann. Wir sprechen von „Rapid Cycling", wenn innerhalb eines Jahres mindestens vier Phasen vorhanden waren. Rapid Cycling kann sowohl im Rahmen einer Bipolar-I-, als auch einer Bipolar-II-Störung auftreten. Daher werden beide Störungen untereilt in solche mit und ohne Rapid Cycling.

Zyklothyme Störung. Bei der Zyklothymen Störung bestehen über Jahre viele Perioden mit leichten hypomanen oder depressiven Symptomen. Die Symptome sind weniger stark ausgeprägt als bei der Bipolar-I- oder Bipolar-II-Störung.

Eine Übersicht über die Einteilung der bipolaren affektiven Störungen findet sich in Tab. **3** und Abb. **3** jeweils in der rechten Spalte.

Bei jeder Einteilung affektiver Störungen, die den Verlauf berücksichtigt, ist zu bedenken, dass sich die diagnostische Untergruppe, der ein Patient zugeordnet wird, ändern kann. Schließlich ist der Verlauf nicht vorhersehbar. So wird z. B. bei einem Patienten, der zum ersten Mal an einer affektiven Störung in Form einer Depression erkrankt, eine „einzelne depressive Episode" diagnostiziert. Nach dem Auftreten einer oder mehrerer weiterer depressiver Phasen lautet die Diagnose „rezidivierende depressive Störung". Dies schließt nicht aus, dass später eine manische Phase auftritt und dann eine „bipolare Störung" diagnostiziert werden muss (Tab. **4**).
Bipolar-II-Störungen sind besonders belastend und behandlungsbedürftig. Denn noch mehr als bei Bipolar-I-Störungen sind depressive Episoden vorherrschend und Begleiterkrankungen häufig.

(Verdeckende) Begleiterkrankungen

Immer wieder kommt es vor, dass eine bipolare Erkrankung aufgrund einer zusätzlich bestehenden (komorbiden) psychischen Erkrankung nicht erkannt wird. Häufig steht ein anderes Problem im Vordergrund.

Alkoholabhängigkeit. Einige Patienten greifen aufgrund ihrer Stimmungsschwankungen zum Alkohol, unter der Vorstellung hierdurch mehr Stabilität zu erlangen. Dies funktioniert jedoch nur kurzfristig. Vielmehr entwickelt sich nicht selten eine Alkoholabhängigkeit, die dann im Vordergrund steht und die zugrunde liegende bipolare Erkrankung verdeckt. Hier ist es außerordentlich wichtig, dass durch eine sorgfältige Diagnosestellung die zugrunde liegende bipolare Erkrankung erkannt und behandelt wird. Dies erleichtert dann oft auch die Behandlung der Folgeerkrankung (in diesem Fall der Alkoholabhängigkeit).

Abgrenzung zu weiteren Störungen. Auch die Abgrenzung der bipolaren Erkrankung zu einer Zwangsstörung und einer Borderline-Persönlichkeitsstörung gestaltet sich mitunter schwierig. Ähnlich kann die Abgrenzung zu einem ADHS (Aufmerksamkeitsdefizit-Hyperaktivitätssyndrom) schwierig sein. Denn es bestehen bei diesen Erkrankungen viele Überlappungen mit den Symptomen der bipolaren Störung. Treten im Rahmen solcher Erkrankungen deutliche Stimmungsschwankungen auf, so sollte die Diagnose einer bipolaren Störung zumindest in Erwägung gezogen werden und ggf. in der Behandlung beachtet werden.

Bipolar-Spektrum. Unter Bipolar-Spektrum versteht man das gesamte Spektrum von Krankheitsausprägungen der bipolaren Störung, das vom Vollbild der manisch-depressiven Erkrankung (Bipolar-I) bis hin zu deutlich leichteren (aber dennoch übersteigerten) Stimmungsschwankungen im Rahmen von Temperamentseigenschaften reicht. Ein Hinweis auf eine Erkrankung aus dem „Bipolar-Spektrum" kann vorliegen, wenn bei einem Patienten bisher nur depressive Phasen aufgetreten sind, der Patient selbst aber ansonsten ein hyperthymes, d. h. ein sehr heiteres und lebhaftes, Temperament aufweist und in der Familie bereits bipolare Erkrankungen aufgetreten sind (Tab. **4**). Denn in solchen Fällen besteht ein hohes Risiko für später auftretende hypomane oder manische bzw. gemischte Episoden. Dem Bipolar-Spektrum können auch Patienten zugeordnet werden, bei denen hypomane und manische Zustände nicht spontan, sondern bisher nur unter Behandlung mit Antidepressiva aufgetreten sind („Switch").

> Abb. **4** zeigt, dass bei Anwendung der diagnostischen Kriterien der Bipolar-I- und Bipolar-II-Störung 1 % der Bevölkerung im Laufe ihres Lebens von einer bipolaren Störung betroffen sind. Bei Ausweitung des Begriffs zum Bipolar-Spektrum sind es 5 %.

! Bipolare Störungen können durch Begleiterkrankungen wie Alkohol- oder Drogenabhängigkeit „verdeckt" sein und so nicht rechtzeitig diagnostiziert werden.

Tabelle **4** Bipolar-Spektrum: Mögliche Hinweise auf eine bisher unerkannte bipolare Verlaufsform bei depressiven Patienten

- familiäre Belastung mit bipolarer Erkrankung
- Hinweise auf hypomane Episoden
- hypomane Nachschwankungen im Anschluss an depressive Phasen
- jugendliches Alter bei Krankheitsbeginn
- emotionale Instabilität
- hohes Aktivitätsniveau, Extroversion
- instabile Lebensführung (z. B. bzgl. Beruf, Partnerschaft, Sozialkontakten, Straftaten)

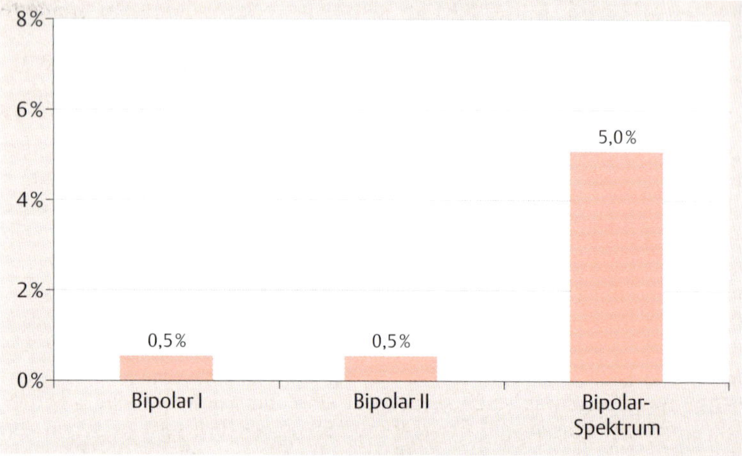

Abb. **4** Risiko, im Laufe seines Lebens an einer bipolaren Störung zu erkranken (gemittelte Werte aus verschiedenen epidemiologischen Studien); Bipolar I – depressive und voll ausgeprägte manische Krankheitsphasen; Bipolar II – depressive und hypomane Krankheitsphasen; Bipolar-Spektrum – Gesamtspektrum bipolarer Störungen einschließlich übermäßiger Stimmungsschwankungen (häufig in Kombination mit anderen Störungen).

Die schizoaffektive Störung

Ein weiteres Störungsbild, bei dem affektive Symptome auftreten, ist die schizoaffektive Störung. Dabei mischen sich Symptome affektiver Störungen mit Symptomen einer anderen Gruppe psychischer Erkrankungen, den Schizophrenien. Es ist bis heute umstritten, ob es sich bei der schizoaffektiven Störung um eine Unterform der Schizophrenien, eine Unterform der affektiven Störungen oder eine eigenständige Krankheitsgruppe handelt. In den gängigen Klassifikationssystemen (siehe Exkurs S. 3 f) wird die schizoaffektive Störung den schizophrenen und wahnhaften Störungen zugeordnet. Streng genommen ist es daher nicht ganz korrekt, die schizoaffektive Störung (schizoaffektive Psychose) in einem Kapitel über affektive Störungen abzuhandeln. Dennoch soll die schizoaffektive Störung an dieser Stelle kurz beschrieben werden, da sich gewisse Überschneidungen mit den affektiven Störungen ergeben (z. B. Auftreten affektiver Symptome, phasenhafter Verlauf, Überschneidungen bei der medikamentösen Behandlung).

Alle Symptome eines depressiven oder manischen Syndroms können sich mit den Symptomen einer Schizophrenie mischen. Je nachdem, welcher affektive Pol überwiegt, spricht man auch von einer schizodepressiven oder schizomanischen Störung. Symptome aus der Gruppe der Schizophrenien, die vorkommen können, sind z. B. folgende:

Beziehungs-, Verfolgungs- und Beeinträchtigungswahn. Die Betroffenen glauben sich im Zentrum eines gegen sie gerichteten Komplotts, Menschen ihrer Umgebung oder anonyme Organisationen (Geheimdienste, Außerirdische) versuchten ihnen zu schaden.

Akustische Halluzinationen. Diese können in Form kommentierender oder dialogisierender Stimmen auftreten. Die Patienten hören Leute sprechen, die nicht vorhanden sind. Die Stimmen geben Kommentare zu augenblicklichen Handlungen ab (z. B. „jetzt frisst er schon wieder"), oder mehrere Stimmen unterhalten sich – in meist abschätziger Weise – über den Patienten.

Prognose

Rezidivneigung. Wie schon erwähnt, gibt es Menschen, die einmal in ihrem Leben an einer affektiven Störung erkranken und danach für immer beschwerdefrei bleiben. Meist kommt es aber – vor allem bei bipolaren Störungen – zu Rezidiven (erneuten Phasen), deren Häufigkeit und Länge von Fall zu Fall sehr unterschiedlich sind. Insgesamt muss festgestellt werden, dass mit zunehmendem Alter und zunehmender Dauer der Erkrankung – ohne rezidivprophylaktische Medikation (!) – die Länge und Häufigkeit der Phasen eher zunimmt, während die Länge der freien Intervalle abnimmt (Abb. **5**). Besonders im höheren Lebensalter neigen depressive Phasen gelegentlich zur Chronifizierung, d. h. sie dauern besonders lange, sind besonders schwierig zu behandeln und klingen in Einzelfällen nicht mehr vollständig ab. Aber selbst nach sehr langen, scheinbar chronischen Depressionen werden Patienten häufig wieder ganz gesund.

Freies Intervall. Normalerweise verlaufen bipolare Störungen phasenhaft, mit weitgehender Beschwerdefreiheit im freien Intervall. Das heißt, der Patient ist nach Abklingen der Erkrankungsphase in der Regel „der Gleiche" wie vor Beginn der Erkrankung, es findet also keine Persönlichkeitsveränderung, kein Wesenswandel statt. Einige Betroffene klagen jedoch

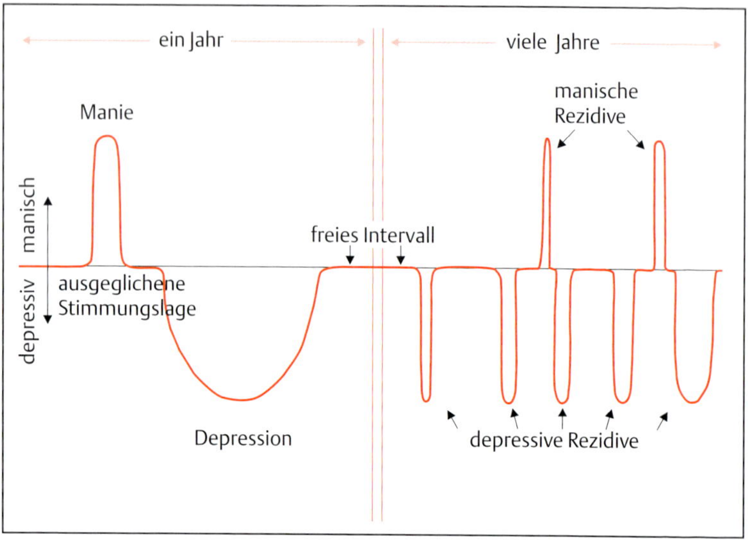

Abb. 5 **Verlauf einer bipolaren affektiven Störung: Krankheitsverlauf ohne Behandlung** Dargestellt ist ein typischer Verlauf einer bipolaren affektiven Störung (manisch-depressiven Krankheit). Gewählt wurde ein Beispiel mit relativ häufigen Krankheitsphasen. Die Erkrankung beginnt mit einer Manie, der bald eine Depression folgt. Dabei dauert die Depression länger als die Manie. Zwischen den einzelnen Krankheitsphasen gibt es freie Intervalle, in denen der Patient beschwerdefrei ist. Im Laufe der Erkrankung treten mehr depressive als manische Phasen auf, und es besteht die Tendenz, dass die freien Intervalle kürzer werden, evtl. auch die Krankheitsphasen länger.

darüber, dass sie auch zwischen den Krankheitsepisoden stimmungslabiler sind als andere Menschen.

Kognitive Störungen. Selten wird beobachtet, dass nach langjährigem, ungünstigen Krankheitsverlauf mit zahlreichen Phasen doch ein so genanntes „affektives Residuum" bestehen bleibt, d. h., dass der Patient auch außerhalb von Krankheitsphasen nicht mehr „ganz der Alte" ist, sich in seinem Wesen verändert hat, in der Regel weniger aktiv und dynamisch ist oder einzelne Beschwerden auf Dauer behält. Es gibt mittlerweile deutliche Anhaltspunkte dafür, dass Patienten auch im freien Intervall im Vergleich zu Gesunden kognitive Defizite, d.h. Störungen der Informationsverarbeitung aufweisen können.

Begleiterkrankungen. Manchmal wird der Verlauf durch zusätzliche Erkrankungen (Komorbidität) belastet. Menschen, die an einer Depression oder an einer Manie erkrankt sind, versuchen oft durch übermäßigen Genuss von Alkohol, Drogen oder Beruhigungsmitteln ihre Beschwerden zu lindern (Selbstbehandlungsversuch, siehe auch S. 22). Es besteht daher in beiden Fällen ein erhöhtes Risiko für Abhängigkeit. Auch Symptome von Angsterkrankungen sind häufig.

! Patienten mit bipolaren Störungen haben unbehandelt ein sehr hohes Rezidivrisiko: Die Krankheit verschwindet nicht „einfach so". Eine Langzeitbehandlung mit stimmungsstabilisierenden Medikamenten („Mood Stabilizer") ist daher meist notwendig.

Ursachen

Jede psychische Veränderung kann eine Vielzahl von Ursachen haben und andererseits kann jede Ursache unterschiedlichste psychische Folgen nach sich ziehen. Man sollte daher nie voreilig von einer bestimmten Symptomatik auf eine bestimmte Ursache schließen. Dies gilt für affektive Störungen, aber ebenso für alle anderen psychischen Erkrankungen.

Das Problem ist so gravierend, und bis heute so wenig gelöst, dass man sich gerade in den modernen psychiatrischen Diagnosesystemen (DSM-IV-TR und ICD-10, siehe Exkurs S. 3 f) entschlossen hat, die Einteilung der „Störungen" auf rein beschreibender Ebene vorzunehmen und Mutmaßungen über Ursachen zu unterlassen (Ausnahmen sind psychische Störungen aufgrund eindeutig fassbarer organischer Veränderungen des Gehirns oder aufgrund von Substanzeinwirkungen, z. B. durch Drogen).

Aber auch wenn man heute psychiatrische Diagnosen stellt, ohne mögliche Ursachen zu berücksichtigen, bleibt die Frage danach doch brennend. Denkbare Ursachen psychischer Störungen können (mindestens) vier verschiedenen Bereichen entstammen, die menschliches Erleben, Denken und Handeln beeinflussen. Diese sind Gegenstand lebhafter Forschungsaktivitäten. Es handelt sich um:

- organische Faktoren,
- biologische Faktoren,
- psychische Faktoren,
- soziale Faktoren.

Organische Faktoren

Der Zusammenhang zwischen organischen Faktoren und psychischen Erkrankungen lässt sich relativ leicht nachvollziehen: Treten psychische Veränderungen im zeitlichen Zusammenhang mit organischen Krankheiten (z. B. Hirnverletzungen, Tumoren, Stoffwechselstörungen wie Schilddrüsenüber- oder -unterfunktion) oder durch Drogenkonsum auf und klingen sie nach deren Beseitigung/Behandlung wieder ab, so liegt ein ursächlicher Zusammenhang zwischen der Schädigung und der psychischen Veränderung nahe.

Häufig zeigen aber Routineuntersuchungen bei Patienten mit psychischen Auffälligkeiten auch „zufällig" irgendwelche krankhaften Veränderungen, die geringfügig und/oder nicht behandlungsbedürftig sind. In einem solchen Fall ist die Frage nach dem Zusammenhang weniger eindeutig zu beantworten.

Biologische Faktoren

Bei der Entstehung affektiver Störungen sind „biologische Faktoren" von großer Bedeutung. Dafür spricht z. B. die Tatsache, dass Verwandte von Patienten, die an einer affektiven Störung leiden, häufiger als die Durchschnittsbevölkerung ebenso an einer solchen erkranken.

Genetischer Faktor. Es gibt also einen genetischen Faktor, eine gewisse „erbliche Belastung". Das Risiko, als Verwandter eines Patienten selbst eine affektive Störung zu bekommen, steigt mit dem Verwandtschaftsgrad: Verwandte ersten Grades (Eltern, Geschwister, Kinder) werden mit einer Wahrscheinlichkeit zwischen 10 und 20 % selbst krank. Wenn von eineiigen Zwillingen (die genetisch identisch sind) ein Zwilling erkrankt, so liegt die Wahrscheinlichkeit, dass auch der zweite krank wird, bei ca. zwei Drittel. Diese Zahlen zeigen, dass der genetische Faktor wichtig ist, aber nicht allein für das Auftreten der Krankheit verantwortlich gemacht werden kann (sonst müssten bei eineiigen Zwillingen immer beide erkranken). Selbst nahe Verwandte von Patienten (z. B. deren Kinder) haben eine sehr viel größere Wahrscheinlichkeit (ca. 80–90 %) gesund zu bleiben, als krank zu werden.

> **Hinweis** Bei bipolaren Störungen wird nicht die Erkrankung selbst vererbt, sondern die erhöhte Vulnerabilität (Verletzlichkeit), d. h. das erhöhte Risiko, auf Belastungen mit übersteigerten Stimmungsschwankungen zu reagieren.

Genetische Studien (Untersuchungen zur Vererbung) zeigen darüber hinaus, dass bei Verwandten von Patienten mit affektiven Störungen nicht nur affektive Störungen, sondern auch andere psychische Erkrankungen etwas häufiger vorkommen als durch ein zufälliges Zusammentreffen erklärbar wäre. Dabei handelt es sich vor allem um Angsterkrankungen, Suchterkrankungen und Essstörungen. (Auch dies zeigt, dass psychische Störungen nicht klar gegeneinander abzugrenzende Krankheiten, sondern Schwerpunkte innerhalb eines Kontinuums sind.)

Veränderung des Hirnstoffwechsels. Der vererbte biologische Faktor könnte in einer Veränderung im Stoffwechsel der chemischen Überträgersubstanzen des Gehirns liegen. Es gibt hierzu eine Vielzahl von Befunden, auf die im Einzelnen einzugehen den Rahmen dieses Buches sprengen würde. Nur so viel: Eine Nervenzelle besteht aus einem Zellkern und den so genannten Axonen. Axone sind lange Nervenfasern, die verschiedene Nervenzellen miteinander verbinden. Die Kontaktzone zwischen zwei Nervenzellen nennt man Synapse, der Spalt dazwischen wird als synaptischer Spalt bezeichnet. Die Kommunikation zwischen den Nervenzellen (der so genannten Neurone) erfolgt dabei mithilfe elektrischer und chemischer Prozesse. Vereinfacht ausgedrückt kann man sagen, dass die Signalweiterleitung innerhalb einer Zelle vor allem mittels elektrischer Prozesse erfolgt, während für die Reizweiterleitung zwischen zwei Nervenzellen vor allem chemische Prozesse relevant sind. Wird ein elektrisches Signal entlang des Axons zur Synapse übertragen, so werden in den synaptischen Spalt Botenstoffe, die so genannten Neurotransmitter, freigesetzt, die an der zweiten Nervenzelle (dem postsynaptischen Neuron) an Bindungsstellen (den so genannten Rezeptoren) andocken. Dadurch wird die Aktivität der Zielzelle beeinflusst, indem ein weiteres Signal (jetzt wieder ein elektrisches) erzeugt wird (Abb. **6**).

Beteiligte Neurotransmitter. Es gibt viele verschiedene Botenstoffe (so genannte Neurotransmitter). Man geht davon aus, dass bei den affektiven Störungen das Gleichgewicht bestimmter Neurotransmitter gestört ist. Beteiligt sind dabei nach heutigem Kenntnisstand vor allem die Neurotransmitter Serotonin, Noradrenalin und Dopamin. Es bleibt aber offen, ob gefundene biologische Veränderungen bei psychischen Störungen deren Ursache oder nur eine (allerdings bedeutsame) Begleiterscheinung sind. Auf jeden Fall lassen sich viele psychische Störungen durch Medikamente, die in Transmittersysteme eingreifen, positiv beeinflussen (siehe Kap. **3**).

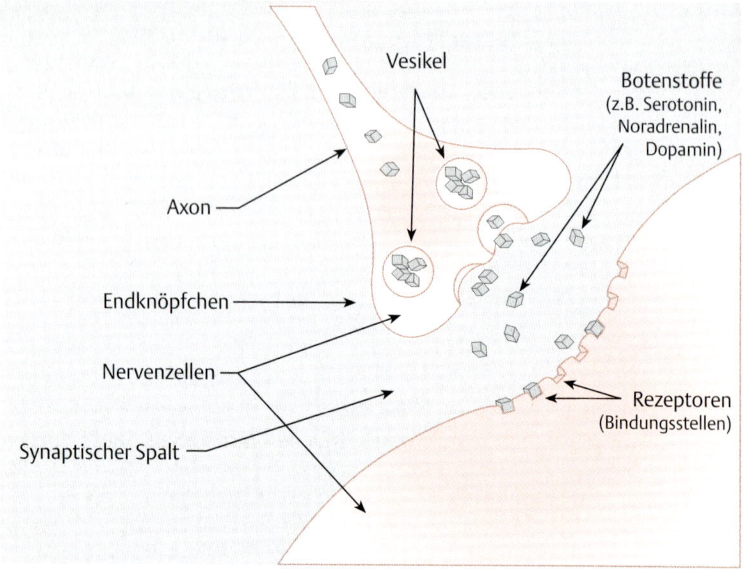

Abb. 6 Modell der Synapse (modifiziert nach Erfurth et al. 2005; Erläuterungen siehe S. 29).

Chronobiologie. Ein weiteres bologisches Forschungsgebiet, das Bedeutung für die Erklärung affektiver Störungen erlangt hat, ist die Chronobiologie. Sie befasst sich mit periodischen Schwankungen innerhalb biologischer Systeme. Beim Menschen ist die zirkadiane Rhythmik am bekanntesten und für die Forschung am interessantesten. Zahlreiche Funktionen des Körpers folgen einem ungefähren 24-Stunden-Rhythmus („circa dian"). Dies gilt z. B. für den Schlaf-Wach-Rhythmus, für die Körpertemperatur und die Ausschüttung verschiedener Hormone. Störungen dieser zirkadianen Rhythmik scheinen in engem Zusammenhang mit dem Auftreten affektiver Störungen zu stehen. Das gehäufte Auftreten affektiver Störungen zu bestimmten Jahreszeiten (Frühjahr und Herbst) spricht darüber hinaus für einen Zusammenhang mit längeren, naturgegebenen Rhythmen.

Psychische Faktoren

Jeder Gesunde kennt die Abhängigkeit seiner Stimmung, ja seines ganzen Denkens und Fühlens von aktuellen Erlebnissen und von den allgemeinen

Lebensumständen. Der „innere Zustand" ist eine Reaktion auf die „äußere Situation". Bei der Entstehung und dem Verlauf psychischer Störungen können solche Faktoren eine wichtige Rolle spielen. Auch für Situationen, in denen der Zusammenhang zwischen seelischer Reaktion und äußerem Ereignis weniger offensichtlich ist, wurden Konzepte entwickelt, diese Reaktionen als innere Antworten auf bestimmte äußere Umwelteinflüsse verständlich zu machen.

Als die beiden bedeutendsten Denkrichtungen sind hier die von Sigmund Freud begründete Psychoanalyse und die Lerntheorie/Verhaltenstherapie zu nennen. Beide haben nicht nur Theorien zur Entstehung psychischer Störungen entwickelt, sondern auch Konzepte zu deren Behandlung (s. Kap. 4).

Psychoanalyse. Die Psychoanalyse geht davon aus, dass alle Einflüsse, denen ein Mensch ausgesetzt ist – vor allem jene, die in den ersten Lebensjahren einwirken – ihre Spuren in der Psyche hinterlassen. Diese Spuren sind dem Betreffenden selbst zum größten Teil nicht bewusst und nur im Rahmen einer langfristigen Behandlung zugänglich. Sie prägen die Persönlichkeit eines Menschen und bestimmen seinen Umgang mit sich selbst und mit seiner Umgebung. Wenn nun einzelne dieser „Erlebnisspuren" und die daraus abgeleiteten Erwartungen und Bedürfnisse nicht miteinander – oder mit der Umwelt – in Einklang zu bringen sind, entsteht ein intrapsychischer Konflikt. Dieser führt zu einer bestimmten Symptomatik, der psychischen Störung, die als misslungener Lösungsversuch des Konfliktes verstanden wird. Entsprechend strebt man in der Behandlung eine bessere, „reifere" Lösung des Konflikts an, der dazu erst einmal „ins Bewusstsein gebracht" werden muss.

Lerntheorie/Verhaltenstherapie. Die Lerntheorie/Verhaltenstherapie geht davon aus, dass unser Verhalten weitgehend von unseren Lebenserfahrungen bestimmt ist. Die Theorie konzentriert sich auf die Gesetzmäßigkeiten des Lernens. Gemeint sind damit die individuellen Veränderungen des Verhaltens als Reaktion auf die Umwelt. Der Großteil der gelernten Verhaltensweisen ist konstruktiv und sinnvoll, sie helfen dem Menschen, die alltäglichen Aufgaben zu erfüllen und ein zufriedenes Leben zu führen. Es können jedoch auch ungünstige Verhaltensweisen gelernt werden. Diese führen dann im Extremfall zu einer psychischen Störung.

Der Begriff „Verhalten" ist dabei in einem sehr weiten Sinne zu verstehen. Er umfasst nicht nur konkrete Handlungen, sondern auch Gefühle und Denkprozesse. Zum Verhalten gehören also auch gefühlsmäßige Reaktionen auf Reize aus der Umwelt (z. B. Angst beim Fliegen) oder individuelle Interpretationen bestimmter Situationen (z. B. „Wer keinen Job hat, ist ein Versager"). Neuerdings fließen auch Befunde der Hirnforschung mit in die Therapie ein (Neuropsychotherapie).

Soziale Faktoren

Schließlich kann angenommen werden, dass jedes Verhalten und Erleben eines Menschen nur im Rahmen seines Zusammenlebens mit anderen Menschen verstehbar ist. Jedes Individuum ist Teil verschiedener sozialer Systeme (Familie, Gruppe Gleichaltriger und Freunde, Arbeitsplatz, Kirche, Staat etc.). Jede Veränderung in einem dieser sozialen Systeme hat mehr oder weniger ausgeprägte Auswirkungen auf den Einzelnen. Je nachdem, wie das soziale System des Einzelnen gestaltet ist und wie groß solche Veränderungen sind, kann dies einen wichtigen Einfluss auf die Entstehung einer psychischen Störung haben.

Ein sehr wichtiger Faktor für das Erkrankungsrisiko scheint in diesem Zusammenhang die Verfügbarkeit sozialer Unterstützung zu sein. So scheinen Personen, die isoliert sind und keine engen Beziehungen haben, ein höheres Risiko zu haben, bei Belastungen mit Depressionen zu reagieren, als Personen, die in einem gut funktionierenden sozialen System integriert sind.

Auslösefaktoren

Es ist nahe liegend und entspricht der allgemeinen klinischen Erfahrung, dass depressive, aber auch manische Phasen häufig einen reaktiven Auslöser haben, d. h. nach einer psychischen Belastungssituation auftreten. In der Forschung spricht man auch von „Life Events" („Lebensereignisse"). Besonders wichtig scheinen Verlusterlebnisse zu sein, z. B. der Tod naher Angehöriger, aber auch soziale Entwurzelung (Flüchtlinge), Scheidung oder Arbeitsplatzverlust. Ebenfalls bedeutsam ist ein Wechsel sozialer Rollen, wie z. B. bei der Geburt des ersten Kindes (Übernahme der Mutter- bzw. Vaterrolle) oder nach der Berentung. Im Anschluss an eine solche Belastung treten überzufällig häufig affektive Störungen auf.

Sicher gibt es viele Fälle, in denen die Belastungssituation der alleinige Grund für eine depressive Verstimmung ist (für manische Verstimmungen gilt dies naturgemäß nicht im gleichen Maße). Steht das Ausmaß oder die Dauer der Verstimmung aber in keinem verstehbaren Verhältnis zur Schwere der Auslösesituation, erreichen einzelne Symptome die in Tab. **1** hervorgehobenen Extremformen (tritt z. B. ein Wahn auf) und/oder sind bei dem betreffenden Patienten bereits früher Phasen einer affektiven Störung aufgetreten, so muss davon ausgegangen werden, dass die Krankheit zwar durch die Belastungssituation ausgelöst/angestoßen wurde, dann aber – erst einmal in Gang gebracht – eigengesetzlich weiterläuft, wofür biologische Faktoren (zumindest mit-)verantwortlich sind.

Das Ursachengefüge

Es mag auf den ersten Blick verwirrend erscheinen, Faktoren aus so unterschiedlichen Bereichen zur Erklärung psychischer Veränderungen heranzuziehen. Aber Einflüsse aus all diesen Bereichen bestimmen unser tägliches Leben und Erleben selbst in der Gesundheit und sie hören im Krankheitsfall nicht auf zu wirken. Es ist allgemein anerkannt, dass praktisch alle psychischen Störungen eine multifaktorielle Genese haben, d. h. verschiedene Faktoren kommen zusammen, um das jeweilige Beschwerdebild auszulösen.

Vulnerabilitäts-Stress-Modell

Man geht heute von einem so genannten Vulnerabilitäts-Stress-Modell der Entstehung affektiver Erkrankungen aus. In dem Modell wird angenommen, dass das Auftreten affektiver Störungen vom Zusammenwirken der individuellen Vulnerabilität und bestimmten Stressoren abhängig ist. Mit Vulnerabilität („Verletzlichkeit") ist die erhöhte Anfälligkeit einer Person für bestimmte Störungen gemeint, in diesem Fall die erhöhte Anfälligkeit für affektive Erkrankungen. Stressoren können Belastungen unterschiedlicher Art sein. Dazu gehören sowohl Belastungen des Lebens, die schwer beeinflussbar sind (wie beispielsweise der Tod einer nahe stehenden Person) als auch selbst gemachter Stress (wie beispielsweise ein erhöhter Arbeitsaufwand durch überhöhte Ansprüche an die eigene Leistung).

Man kann sich das Zusammenwirken der beiden Komponenten des Vulnerabilitäts-Stress-Modells wie einen Ballon vorstellen, der mit unterschiedlichem Ballast über ein Gebirge fährt (Abb. **7**). Die Vulnerabilität kann als Grundbeschaffenheit des Ballons verstanden werden. So lässt sich ein großer Ballon besser über ein Gebirge fahren als ein kleinerer. Dazu kommt aber auch noch die Höhe der Berge (bzw. die Höhen und Tiefen des Lebens) über die der Ballon steuern muss, sowie der Ballast (in unserem Zusammenhang der selbst gemachte Stress), den er transportieren muss. So zeigt Abb. **7** einen kleinen Ballon, der mit wenig Ballast leicht über die Berge fährt, während der große Ballon mit sehr schwerer Last dabei Schwierigkeiten hat.

Betrachtet man die in Abb. **7** dargestellten Einflussfaktoren, so lassen

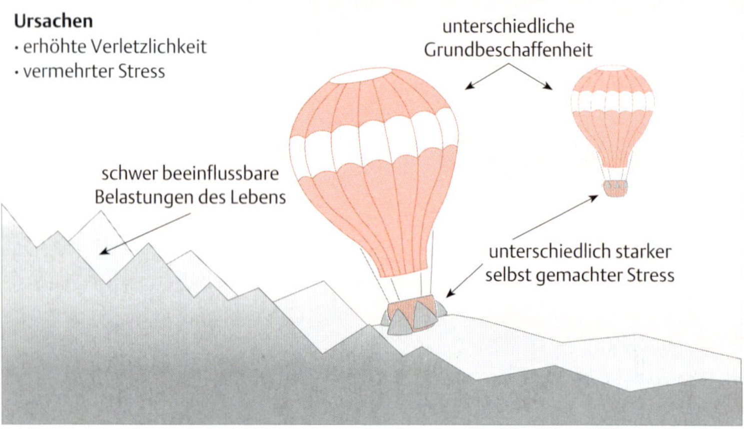

Abb. 7 Das Vulnerabilitäts-Stress-Modell der bipolaren Störung (nach Erfurth et al. 2005).

sich die biologischen und organischen Faktoren grob als Vulnerabilität (also als Grundbeschaffenheit des Ballons) ansehen, während psychische und soziale Faktoren eher der Stresskomponente zugeordnet werden können.

Selbstverständlich ist diese Einteilung zum Zwecke der besseren Verständlichkeit stark vereinfacht. Sie kann aber zusammen mit der bisherigen Darstellung hoffentlich einen kleinen Einblick in das (tatsächlich sehr komplexe) Ursachengefüge affektiver Störungen vermitteln.

Soziale Folgen

Erkrankungen, die das Erleben und Verhalten eines Menschen beeinflussen, haben auch Auswirkungen auf sein soziales Umfeld. Oftmals leiden Patienten unter den Folgen ihrer Erkrankung ebenso sehr wie unter den eigentlichen Krankheitssymptomen. Speziell bei der bipolaren Erkrankung können diese Folgen sehr gravierend sein. Auf der einen Seite stehen die depressiven Phasen, in denen sich die Betroffenen häufig von Freunden und der Familie zurückziehen und ihren beruflichen Aufgaben nicht mehr gewachsen sind. Auf der anderen Seite stehen die Betroffenen nach einer stark ausgeprägten manischen Phase häufig vor einem großen „Scherbenhaufen“, der auch nach Abklingen der akuten Krankheitsphase bestehen bleibt: Oft schämen sich die Patienten im Nachhinein für ihr Verhalten in der Manie. Daneben ergeben sich teilweise schwerwiegende finanzielle und berufliche Schwierigkeiten, aber auch die Kontakte zu Freunden und Bekannten und vor allem die Beziehungen innerhalb der eigenen Familie können durch das Verhalten in einer solchen Krankheitsphase schwer beeinträchtigt werden (vgl. auch Abb. **1**, S. 13).

> Die sozialen Folgen werden umso ausgeprägter sein, je schwerer die Symptomatik ist, je länger die Krankheitsphasen dauern und je häufiger sie auftreten. Sie stellen eine zusätzliche Belastung für die Betroffenen dar, welche sich auch in gesunden Zeiten auf das Leben der Patienten auswirkt. So konnte in einer Studie gezeigt werden, dass innerhalb eines Zeitraumes von zwei Jahren nach dem ersten Klinikaufenthalt die meisten Patienten fast keine Symptome mehr aufwiesen, dagegen aber nur 43 % ihren sozialen Status (Beruf und Wohnung) von vor der Erkrankung wieder erreichten. Das heißt, auch wenn die Symptome sich deutlich gebessert haben, bleiben die Patienten im sozialen Bereich oft noch beeinträchtigt .

Gerade auch unter diesen Aspekten ist eine Vorbeugung erneuter Krankheitsphasen wichtig. Die Notwendigkeit und der mögliche Nutzen einer konsequenten rezidivprophylaktischen Behandlung werden hier offensichtlich.

> **!** Die erfolgreiche Behandlung bipolarer Störungen mit Mood Stabilizern schafft die Voraussetzung für soziale und berufliche Integration.

Berufliche und finanzielle Situation

Patienten mit bipolaren Störungen nehmen bemerkenswert häufig Spitzenpositionen in der Wirtschaft oder in kulturellen Institutionen ein. Die Krankheit kommt häufig bei Menschen vor, die einen hohen Bildungsgrad aufweisen und einer höheren sozialen Schicht angehören. Die Leistungsfähigkeit mancher Betroffener ist in ihren gesunden Zeiten so außergewöhnlich groß, dass der Arbeitgeber bereit ist, wiederholte und längere Krankheitsphasen in Kauf zu nehmen.

In den meisten Fällen behindern jedoch häufigere und länger dauernde Ausfallzeiten oder ein rücksichtsloses und wenig verantwortungsvolles Verhalten (in manischen Phasen) das berufliche Fortkommen oder gefährden gar den Arbeitsplatz. In dieser schwierigen Situation sollte eine eigene

Kündigung des Arbeitsplatzes sehr gut überlegt werden, denn ein neuer, besserer Arbeitsplatz ist meist schwer zu finden.

Frühberentung

Alarmierend sind die hohen Berentungsraten bei Patienten mit bipolaren Erkrankungen. So ergaben Untersuchungen, dass ein sehr hoher Prozentsatz der Patienten mit bipolaren affektiven Störungen vorzeitig berentet wird. Bereits im Alter von 47 Jahren beziehen demnach mehr als die Hälfte der untersuchten Patienten eine Erwerbs- oder Berufsunfähigkeitsrente bzw. IV-Rente (Invalidenrente). Diese Raten gelten vor allem für Gegenden mit hohen Arbeitslosenzahlen, da hier eine Wiedereingliederung in den Arbeitsprozess deutlich schwieriger ist. Eine frühzeitige Berentung kann weitreichende Folgen nach sich ziehen: Aufgrund der bis dahin häufig nur geringen eingezahlten Beiträge sind die resultierenden Rentenzahlungen meist gering, was zu finanziellen Schwierigkeiten der Betroffenen führen kann. Außerdem führt ein Rentenbezug normalerweise auch dazu, dass rehabilitative Maßnahmen nicht mehr bezahlt werden.

Es sollte allerdings auch beachtet werden, dass eine hohe berufliche Stressbelastung einen Risikofaktor für den Ausbruch neuer Krankheitsphasen darstellen kann. Sollten sich Hinweise auf ein solches Risiko ergeben, so sollte dennoch ein Wechsel des Arbeitsplatzes, oder bei sehr ungünstigem Verlauf mit häufigen Krankheitsphasen, eine Berentung erwogen werden.

Verschuldung

Schwerwiegende Folgen können sich auch daraus ergeben, dass Patienten mit bipolaren Störungen in der manischen Phase dazu neigen, ihre finanziellen Mittel zu überschätzen. So werden unbedacht große Anschaffungen gemacht, ohne dass die entsprechenden finanziellen Mittel vorhanden sind. Oft bleiben dabei nach Abklingen der Krankheitsphase hohe Schulden zurück, mit denen die Patienten noch lange zu kämpfen haben. Hier kann eventuell ein in gesunden Zeiten vereinbartes Kontolimit helfen, zumindest die schlimmsten finanziellen Folgen zu verhindern (siehe Krisenplan S. 84).

Freunde

Es gehört zum typischen Beschwerdebild einer Depression, sich aus seinem sozialen Umfeld zurückzuziehen, Kontakte zu vernachlässigen und sich weniger offen und gesellig zu zeigen als sonst. Während manischer

Phasen ist das Verhalten dagegen oft aufdringlich, rücksichtslos und dominierend.

Solche Verhaltensänderungen können bestehende Freundschaften schwer belasten, insbesondere dann, wenn die Ursache hierfür, nämlich die Erkrankung, nicht bekannt ist. Dann erscheint das veränderte Verhalten aus der Sicht der Außenstehenden unverständlich, abweisend und kränkend. In einer solchen Situation kann es hilfreich sein, die Freunde über die Erkrankung zu informieren, ihnen damit das Verständnis zu erleichtern und es ihnen zu ermöglichen, die Verhaltensänderung nicht „persönlich zu nehmen“. Wer über die Erkrankung informiert werden soll und in welchem Ausmaß, hängt aber vom bestehenden Vertrauensverhältnis ab, und diese Entscheidung kann nur der Patient selbst treffen.

Hinweis Für Betroffene, die sich im Laufe ihrer Erkrankung immer mehr zurückgezogen haben und nur noch wenige Kontakte unterhalten, bietet der Anschluss an eine Selbsthilfegruppe eine gute Möglichkeit wieder auf andere Menschen zuzugehen und neue Bekanntschaften zu knüpfen. In einer Selbsthilfegruppe erleben sie, dass sie mit ihren Problemen nicht alleine sind und es fällt ihnen leichter, über ihre Erkrankung zu sprechen. Hier finden sie Verständnis, sie können Erfahrungen austauschen und sich in Krisensituationen gegenseitig unterstützen. Jedem Patienten kann geraten werden, sich einer Selbsthilfegruppe anzuschließen, wenn es an seinem Wohnort eine solche gibt. Falls nicht, könnte er die Initiative ergreifen und selbst eine gründen.

Familie

Am unmittelbarsten von der Erkrankung eines Patienten mitbetroffen sind seine nächsten Angehörigen, der Ehepartner, die Kinder und eventuell die Eltern.

Das Vorliegen der Erkrankung ist den Angehörigen in aller Regel bekannt, dennoch fehlen häufig genauere Informationen bezüglich der Erkrankung sowie über deren Bedeutung. Ebenso wie andere Menschen reagieren daher auch Angehörige beim ersten Konfrontiertsein mit der Erkrankung oft mit Unverständnis, Vorwürfen oder falschen Aufmunterungen (z. B. „lass dich nicht so hängen“, „nimm das nicht so tragisch“ usw.) oder fühlen sich durch das Verhalten der Patienten gekränkt. Hier kann eine gründliche Information über die Art der Erkrankung, die typischen Symptome und mögliche Behandlungen sehr hilfreich sein. Dadurch wird das Verständnis für den Patienten gefördert und dem Gefühl vorgebeugt, schlecht behandelt zu werden oder selbst etwas falsch gemacht zu haben. Gut informierte Angehörige werden eher in der Lage sein, ein Umfeld zu schaffen, in dem sich der Patient geborgen und verstanden fühlt. Sie können zum Wohlbefinden des Betroffenen beitragen, die Therapie unterstützen und auch ganz praktisch eine wertvolle Hilfe sein, etwa durch Begleiten des Patienten zu Terminen, Überwachung der Medikamenteneinnahme oder Erledigung von Behördengängen.

Im Falle eines manischen Familienmitglieds werden sich gut informierte Angehörige außerdem durch das Verhalten des Betroffenen weniger persönlich gekränkt fühlen und – falls erforderlich – rechtzeitig notwendige Schritte (z. B. die Einweisung in eine Klinik) veranlassen können um die negativen Auswirkungen der Erkrankung zu begrenzen (vergleiche Krisenplan S. 84).

Hinweis Es darf nicht übersehen werden, dass auch für den wohlwollendsten und bestinformierten Angehörigen die psychische Erkrankung eines Familienmitglieds eine erhebliche Belastung darstellt. Dies zeigt sich z. B. in einer deutlich erhöhten Scheidungsrate. Es kann eine große Hilfe sein, sich einer Angehörigenselbsthilfegruppe anzuschließen und dadurch Kontakt zu anderen (Mit-) Betroffenen zu finden. Der gegenseitige Erfahrungsaustausch und das Gefühl, mit seinen Problemen nicht allein zu sein, können eine entscheidende Entlastung bringen.

! Nicht nur die Betroffenen, auch die Angehörigen sollten „Experten“ für bipolare Störungen werden, um hilfreich eingreifen zu können.

3 Medikamentöse Behandlung

Zur medikamentösen Behandlung bipolarer Störungen stehen zahlreiche Psychopharmaka zur Verfügung. Im folgenden Abschnitt soll zunächst ein Überblick über die medikamentöse Behandlung bei manisch-depressiven Erkrankungen gegeben werden. Da der Schwerpunkt dieses Buches auf stimmungsstabilisierenden Therapien liegt, werden im Kap. 6 „Stimmungsstabilisierende Medikamente" diese Medikamente nochmals etwas genauer behandelt.

Grundlegendes zur Therapie

Jeder Medizinstudent kennt den Satz: „Vor die Therapie haben die Götter die Diagnose gestellt." Diese Grundregel gilt in der Psychiatrie nur begrenzt, weil psychiatrische Diagnosen keine unverrückbaren Wahrheiten sind, sondern Benennungen für bestimmte Symptom- und Verlaufskonstellationen. Überdies können sie sich im Verlauf der Erkrankung ändern (siehe S. 22).

Die Behandlung psychiatrischer Erkrankungen, also auch der bipolaren Störungen, erfolgt symptomorientiert. Das heißt, sie richtet sich nicht (nur) nach der gestellten Diagnose, sondern vor allem nach dem konkreten Beschwerdebild. Deshalb kann ein Patient selbst dann erfolgreich behandelt werden, wenn sein Arzt die Frage nach der Diagnose („was habe ich denn eigentlich?") nicht eindeutig beantworten kann.

Bevor eine Krankheit behandelt werden kann, muss sie überhaupt als Krankheit erkannt werden. Dies fällt vielen Betroffenen sehr schwer – vor allem in der ersten Krankheitsphase. Depressive Patienten halten ihre Beschwerden oft für „Willensschwäche", für einen Ausdruck ihres „schlechten Charakters" oder ihrer „Faulheit". Sie glauben, an ihren Schwierigkeiten selbst schuld zu sein. Häufig werden sie in dieser Fehleinschätzung durch Angehörige und Bekannte bestärkt, wenn diese versuchen, sie „aufzumuntern", oder sie auffordern, sich „zusammenzureißen". Manischen Patienten liegt der Gedanke, sie könnten krank sein, aufgrund ihrer (krankheitsbedingten) Selbstüberschätzung meist völlig fern.

Aus diesen Gründen dauert es oft lange, bis ein Patient mit einer bipolaren Störung fachkundige Hilfe bei einem niedergelassenen Psychiater oder in einer psychiatrischen Klinik findet. Und selbst wenn der Betroffene erkannt hat, dass er an einer Krankheit leidet und dass eine psychiatrische Behandlung eine entscheidende Hilfe für ihn sein kann, ist es nicht leicht, mit dieser Einsicht zu leben, danach zu handeln und zu seiner Krankheit zu stehen.

> Viele Patienten schämen sich, eine psychiatrische Erkrankung zu haben und versuchen, diese vor ihrer Umgebung geheim zu halten. Dies hängt sicher damit zusammen, dass in unserer Gesellschaft psychiatrische Erkrankungen nach wie vor ein niedriges Ansehen haben und zu Unrecht mit Charakterschwäche, ja sogar mit minderer Intelligenz in Verbindung gebracht werden. Es zeichnet sich in den letzten Jahren zwar ein gewisser Wandel ab. Psychische Krankheiten werden mehr und mehr enttabuisiert und in einer breiteren Öffentlichkeit objektiver betrachtet. Es ist aber noch ein weiter Weg zurückzulegen, bis psychisch und körperlich Kranke gleich angesehen sein werden.

Es erfordert Mut, seine Krankheit zu akzeptieren und sie nicht zu verheimlichen – zumindest vor der näheren Umgebung. Wenn es einem Betroffenen jedoch gelingt, sich selbst von gesellschaftlichen Vorurteilen zu befreien, zu erkennen, dass er an seiner Krankheit nicht „selbst schuld" ist und sie nichts mit Charakterschwäche zu tun hat, wird sich dieses Selbstbewusstsein seiner Umgebung vermitteln und auch anderen helfen, ihm unvoreingenommen zu begegnen.

Ebenso wichtig ist, dass die Angehörigen gut informiert sind, dass auch sie ihre Vorurteile abbauen und nicht etwa mit Schuldzuweisungen an den Patienten reagieren. Allgemeinverständliche Informationen (wie dieses Buch) können hier ebenso eine Hilfe sein wie Gespräche mit Ärzten oder speziell auf Angehörige zugeschnittene Informationsveranstaltungen.

> Die nachfolgenden Behandlungsempfehlungen entsprechen dem gegenwärtigen Stand der klinischen Forschung. Im Einzelfall können aber auch andere Vorgehensweisen angebracht und erfolgreich sein.

Stadien der Behandlung

In der Behandlung bipolarer Störungen sind zwei grundlegend verschiedene Behandlungsziele zu unterscheiden, die unterschiedliche Behandlungsmethoden erfordern. Es handelt sich dabei einerseits um die Akutbehandlung der jeweiligen Krankheitsphase mit der sich anschließenden Erhaltungstherapie und andererseits um die Rezidivprophylaxe (Abb. **8a-e**, Tab. **5**).

Tabelle **5** Die drei Stadien der Behandlung affektiver Störungen

	Ziel	**Dauer**
Akutbehandlung	bessert die Beschwerden und bringt sie zum Verschwinden	Wochen (bis Monate)
Erhaltungstherapie	verhindert Rückfälle in die noch bestehende, aber unter Behandlung symptomfreie Krankheitsphase	Monate
Rezidivprophylaxe	beugt Rezidiven vor, d. h. verhindert eine spätere Wiedererkrankung	Jahre

Während die Akutbehandlung und die Erhaltungstherapie das Ziel haben, die aktuellen Symptome zu behandeln und für den Patienten Beschwerdefreiheit zu erreichen und aufrechtzuerhalten, soll mit einer Rezidivprophylaxe das Auftreten neuer Krankheitsphasen verhindert werden.

Akutbehandlung und Erhaltungstherapie

In der akuten Krankheitsphase ist es das Wichtigste und Naheliegendste, die aktuellen Symptome zu behandeln und für den Patienten Beschwerdefreiheit zu erreichen. Hierfür steht eine Vielzahl von Behandlungsmethoden zur Verfügung, vorwiegend (aber nicht ausschließlich) medikamentöse. Die Tatsache, dass für jedes Beschwerdebild und für jede Verlaufsform mehrere Behandlungsmöglichkeiten zur Verfügung stehen, bedeutet natürlich nicht, dass alle gleichzeitig zum Einsatz kommen. Die Auswahl und Kombination der Behandlungsverfahren richtet sich nach der spezifischen Situation des jeweiligen Patienten. Das Gleiche gilt für die Auswahl des Pharmakons innerhalb einer Medikamentengruppe.

Die medikamentöse Behandlung wird bis zum Erreichen der Beschwerdefreiheit durchgeführt (Akutbehandlung) und für einen begrenzten Zeitraum darüber hinaus fortgesetzt, um den Therapieerfolg aufrechtzuerhalten. Diese so genannte Erhaltungstherapie sollte vier bis sechs Monate nach Abklingen der Symptome andauern. Daran kann sich eine mehrjährige rezidivprophylaktische Behandlung anschließen (siehe S. 49 ff).

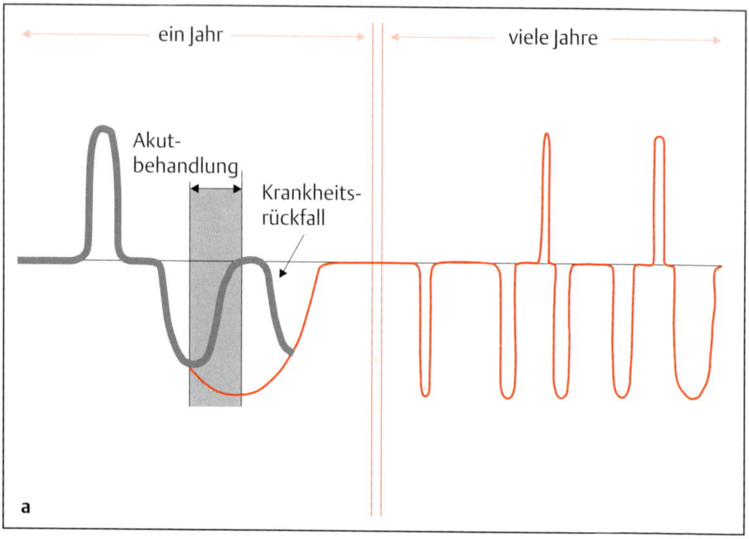

Abb. **8 a Akutbehandlung der Depression und Krankheitsrückfall**
Dargestellt ist die Akutbehandlung einer depressiven Phase (nach einer in unserem Beispiel unbehandelten manischen Phase). Die Beschwerden klingen rasch ab. Kurz nach Eintreten der Beschwerdefreiheit wird die Behandlung jedoch abgesetzt und es kommt zu einem Krankheitsrückfall in die gleiche Krankheitsphase.

Abb. **8 b Akutbehandlung und Erhaltungstherapie der Depression**
Nach erfolgreicher Akutbehandlung (d. h. nach Erreichen der Beschwerdefreiheit) schließt sich noch eine mehrmonatige Weiterbehandlung mit dem gleichen Medikament an, die als „Erhaltungstherapie" bezeichnet wird und ein Wiederauftreten der Beschwerden (das heißt einen Rückfall in die gleiche Krankheitsphase) verhindern soll. Im Laufe der folgenden Jahre kommt es zu weiteren Krankheitsphasen, zu Depressionen und Manien, die als Rezidive bezeichnet werden.

Abb. **8 c Rezidivprophylaxe**
Dargestellt ist die Wirkung einer rezidivprophylaktischen Behandlung. In unserem Beispiel wird damit gegen Ende der depressiven Phase begonnen. (Aber auch ein früherer oder späterer Beginn wäre möglich). Idealerweise kommt es dann zukünftig zu keinen neuen Krankheitsphasen (Rezidiven) mehr, weder zu Manien noch zu Depressionen (allenfalls noch zu leichten Stimmungsschwankungen).

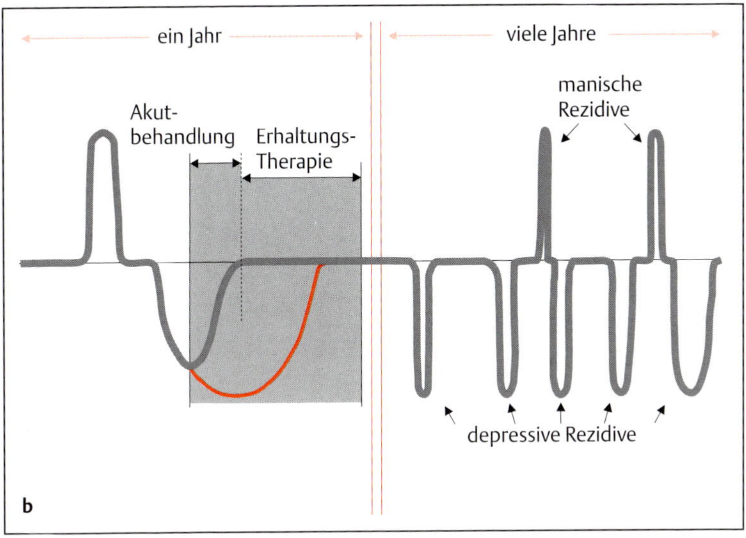
ein Jahr
viele Jahre
manische Rezidive
Akut-behandlung
Erhaltungs-Therapie
depressive Rezidive
b

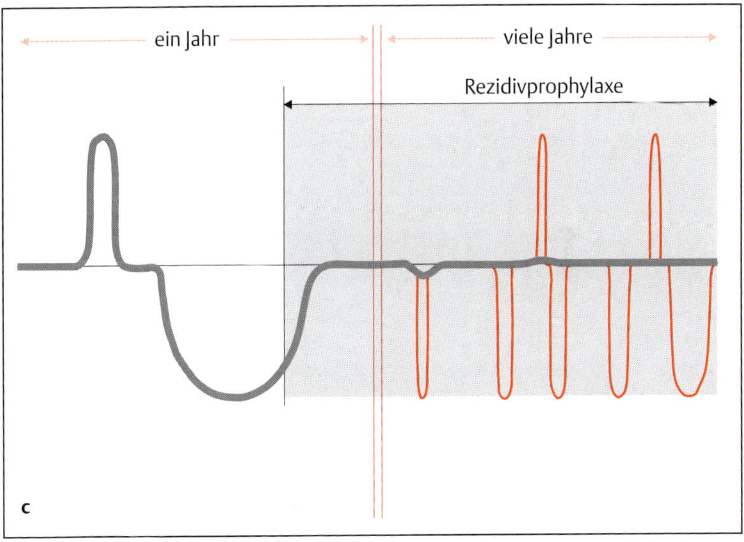
ein Jahr
viele Jahre
Rezidivprophylaxe
c

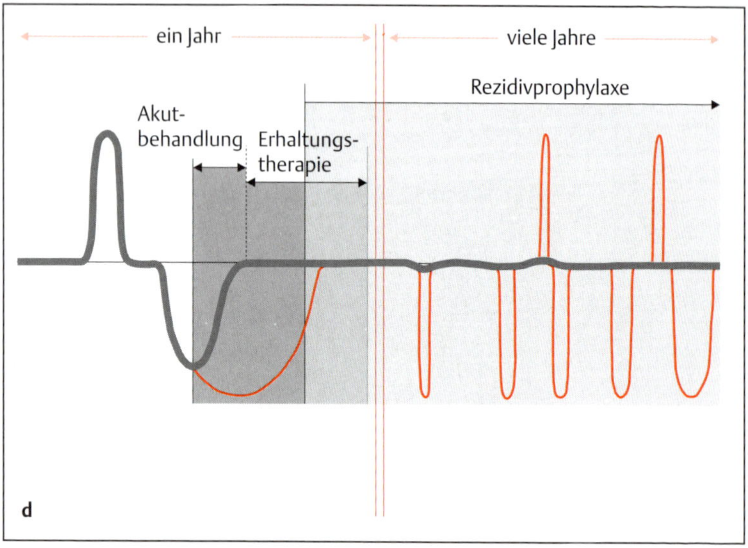

Abb. **8 d Akutbehandlung, Erhaltungstherapie und Rezidivprophylaxe**
Diese sowie die folgende Abbildung beschreiben zwei ideale Behandlungsverläufe. Unter Akutbehandlung der Depression kommt es zu einem raschen Abklingen der Symptome. Die Medikation wird im Sinne einer Erhaltungstherapie noch über einige Monate fortgesetzt, um einen Krankheitsrückfall (in die gleiche Krankheitsphase) zu verhindern. Nach Abschluss der Erhaltungstherapie wird die Rezidivprophylaxe wirksam, die ein Auftreten neuer Krankheitsphasen (Rezidive) verhindert.

- Die Akutbehandlung bessert die Beschwerden.
- Die Erhaltungstherapie verhindert Rückfälle.
- Die Rezidivprophylaxe beugt einer Wiedererkrankung vor.

Abb. **8e Antimanische Behandlung und deren Fortsetzung als Rezidivprophylaxe**
Dargestellt sind die Akutbehandlung einer manischen Phase mit einem antimanisch wirksamen Mood Stabilizer und die Weiterbehandlung nach Abklingen der Manie mit dem gleichen Medikament im Sinne einer Rezidivprophylaxe. Wie in unserem Beispiel dargestellt, ist es dann häufig so, dass die nachfolgenden Krankheitsphasen zunächst milder verlaufen und schließlich ganz aufhören.

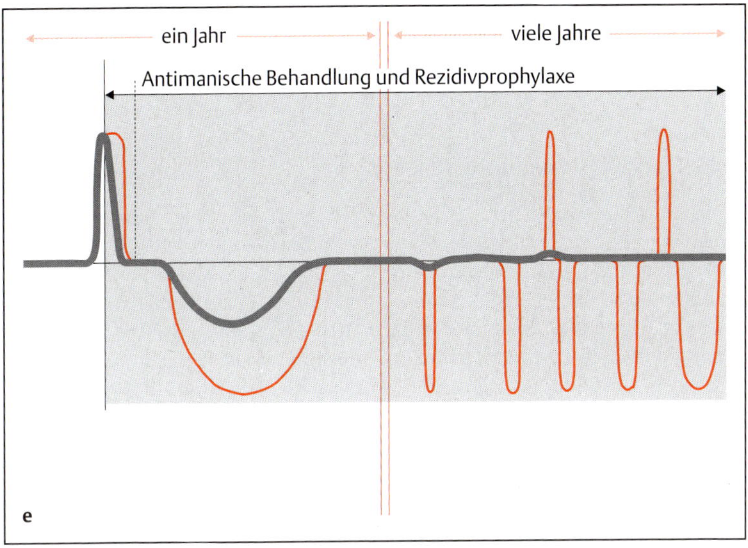

Behandlung einer depressiven Episode

Antidepressiva

Häufig werden bei der Behandlung depressiver Episoden im Rahmen einer bipolaren Störung („bipolare Depression") Antidepressiva verabreicht (siehe auch S. 67 ff).

> Zu beachten ist, dass durch die Einnahme eines Antidepressivums unter Umständen ein Umschlag von der Depression in eine Manie (Switch) oder ein rascher Wechsel von Manien und Depressionen (Rapid Cycling) begünstigt werden kann. Dies gilt vor allem für die Gruppe der „älteren Antidepressiva" den so genannten trizyklischen Antidepressiva. Deutlich geringer scheint das Risiko bei der Einnahme von selektiven Serotoninwiederaufnahme-Hemmern (SSRI) und Monoaminooxidasehemmern (MAO-Hemmern) zu sein. Es ist daher ratsam, möglichst immer auf die Gruppe der neueren Antidepressiva zurückzugreifen und das Antidepressivum stets mit einer manieverhütenden und stimmungsstabilisierenden Substanz wie z. B. Lithium, Valproat oder Olanzapin zu kombinieren. Ist aus der Vor-

geschichte ein Switch „in die Manie" unter der Einnahme von Antidepressiva bekannt, so ist es empfehlenswert, auf die Gabe von Antidepressiva bei diesen Patienten zukünftig möglichst ganz zu verzichten.

Mood Stabilizer – Stimmungsstabilisierer

Neben Medikamenten aus der Gruppe der Antidepressiva kommen bei der Akutbehandlung der bipolaren Depression auch so genannte Mood Stabilizer (Stimmungsstabilisierer) zum Einsatz (Tab. **6**). Mood Stabilizer sind Medikamente, die gegen manische oder gegen depressive Zustände wirksam sind, ohne eine Episode des jeweils anderen Pols auszulösen. Außerdem sollen sie zukünftigen Krankheitsepisoden vorbeugen. Bei akuten depressiven Episoden sind aus der Gruppe der Mood Stabilizer vor allem Lamotrigin und Lithium wirksam. Valproat und Carbamazepin haben wahrscheinlich einen geringeren antidepressiven Effekt. Sie können aber in Kombination mit einem Antidepressivum verabreicht werden, um einen Switch in eine Manie zu verhindern. Ähnliches gilt für das atypische Neuroleptikum Olanzapin, dem auch eine antidepressive Wirkung zugeschrieben wird. Hinweise auf eine besonders gute antidepressive Wirkung bei bipolarer Depression haben sich für das atypische Neuroleptikum Quetiapin ergeben. (Zur Kombinationsbehandlung bei bipolarer Depression siehe auch S. 65 ff, Tab. **9**).

Tabelle **6** Die wichtigsten Mood Stabilizer (Stimmungsstabilisierer)

Lithium

- verschiedene Lithiumsalze

Antikonvulsiva:

- Carbamazepin
- Lamotrigin
- Valproat

Atypische Neuroleptika:

- Olanzapin
- (Quetiapin)
- (Risperidon)
- (Aripiprazol)

Die in Klammern stehenden Substanzen sind aufgrund fehlender Langzeitdaten noch nicht als Mood Stabilizer etabliert.

Weitere Medikamente

Pharmaka aus anderen Substanzklassen haben in der Behandlung depressiver Zustandsbilder unterstützende Funktion und werden in der Regel nur vorübergehend verordnet:

Schwere Depressionen. Bei schweren Depressionen ist es oft notwendig, die „Durststrecke" bis zum Einsetzen der spezifischen Wirkung der eingesetzten antidepressiven Medikation durch die vorübergehende Gabe eines Benzodiazepins (s. S. 69) zu überbrücken. Je nachdem, ob dabei vor allem Angst und depressive Verstimmung tagsüber oder aber nächtliche Schlafstörungen gebessert werden sollen, wird ein bestimmtes Benzodiazepin ausgewählt und morgens, abends oder zu beiden Zeitpunkten verabreicht.

Wahnhafte Depressionen. Bei einer wahnhaften Depression, bei starker Unruhe und Gequältheit des Patienten kann ein Neuroleptikum (s. S. 70 f) – möglichst aus der Gruppe der atypischen Neuroleptika – verordnet werden.

Nichtmedikamentöse Therapien. Ergänzend zu den medikamentösen Therapien können auch nichtmedikamentöse Verfahren zur Besserung der Symptome in einer depressiven Krankheitsphase beitragen (siehe Kap. 4, S. 72 ff).

Durchbruchsdepression. Wenn im Rahmen einer rezidivprophylaktischen Langzeitbehandlung noch depressive Episoden auftreten („durchbrechen"), sollte zunächst die stimmungsstabilisierende Therapie – z. B. durch eine Dosisanpassung, die Hinzugabe eines zweiten Mood Stabilizers oder eine zusätzliche Psychotherapie – optimiert werden.

Behandlung einer manischen Episode

Die Behandlung der akuten Manie gestaltet sich häufig schwierig, da vielen Patienten die Einsicht in die Erkrankung fehlt. Daher ist bei einer schweren Manie nicht zuletzt aufgrund der oft gravierenden (sozialen) Folgen der Erkrankung eine stationäre Aufnahme ein entscheidender Schritt in der Behandlung.

Mood Stabilizer: An medikamentösen Therapien kommen zum einen die stimmungsstabilisierenden Substanzen Olanzapin, Lithium, Valproat und Carbamazepin in Frage, zum anderen können außer Olanzapin auch weitere atypische Neuroleptika (vor allem Risperidon und Quetiapin) eingesetzt werden.

Bei stark ausgeprägten Manien kann auch eine Kombination mehrerer der genannten Medikamente notwendig sein (zur Kombinationsbehandlung bei akuter Manie siehe auch S. 65 ff, Tab. **9**).

Wie bei der Behandlung der akuten Depression werden auch in der Behandlung der Manie zur Beruhigung häufig zusätzlich Benzodiazepine verabreicht (siehe auch S. 69). Diese dienen jedoch lediglich als Zusatzmedikation und sollten aufgrund des Abhängigkeitsrisikos nur vorübergehend eingesetzt werden.

Durchbruchsmanie. Wenn unter rezidivprophylaktischer Behandlung noch hypomane oder manische Episoden auftreten („durchbrechen"), sollte ähnlich wie bei den Durchbruchsdepressionen, die stimmungsstabilisierende Medikation optimiert werden, z. B. durch Dosisanpassung, Hinzugabe eines weiteren Mood Stabilizers oder durch Absetzen eines Antidepressivums.

Behandlung einer gemischten Episode

Bei einem affektiven Mischzustand, wenn also depressive und manische Symptome gleichzeitig bestehen (siehe S. 14) gestaltet sich die Therapie besonders schwierig. Eine Verstärkung der manischen sowie der depressiven Symptome muss vermieden werden. Außerdem muss die Gefahr der Entwicklung eines Rapid Cycling besonders beachtet werden. Aufgrund des bekannten Switch-Risikos klassischer (trizyklischer) Antidepressiva sollte die Gabe von Medikamenten aus dieser Stoffgruppe bei der Behandlung affektiver Mischzustände vermieden werden.

Häufig werden Antikonvulsiva eingesetzt. Valproat scheint eine gute Wirksamkeit gegen affektive Mischzustände aufzuweisen. Auch Medikamente aus der Gruppe der atypischen Neuroleptika können zur Behandlung affektiver Mischzustände eingesetzt werden (z. B. Olanzapin, Quetiapin, Risperidon). Lithium scheint dagegen in dieser Indikation weniger wirksam zu sein, als bei der Behandlung klassischer Manien.

Behandlung bei Rapid Cycling

Bei der Behandlung von Patienten mit Rapid Cycling, wenn sich also manische und depressive Zustände innerhalb kurzer Zeit häufig abwechseln (siehe S. 21), treten ähnliche Schwierigkeiten auf wie bei den affektiven Mischzuständen. Auch hier besteht eine besondere Gefahr, dass durch ein eingenommenes Medikament ein Switch in den jeweils anderen Pol der Erkrankung (also z. B. von einer Depression in eine Manie) begünstigt wird. Die Gabe von Antidepressiva sollte vermieden werden. Stattdessen kann z. B. die antidepressive aber gleichzeitig stimmungsstabilisierende Wirkung von Lamotrigin genutzt werden, um innerhalb einer depressiven Episode eine Besserung der Symptome zu erreichen. Für Valproat, aber auch für atypische Neuroleptika wie Olanzapin gibt es Hinweise auf eine besondere Wirksamkeit bei Rapid Cycling. Eine Kombination verschiedener Medikamente (z. B. Lithium und Valproat, Lithium und Lamotrigin) kann die Wirkung zusätzlich verbessern. Tranquilizer können kurzzeitig helfen, einen depressiven Zustand erträglich zu machen bis die stimmungsstabilisierenden Medikamente ihre Wirkung zeigen.

! In der Behandlung von Rapid Cycling kann das Absetzen von Antidepressiva den therapeutischen Durchbruch bringen.

Rezidivprophylaxe

Bei bipolaren Störungen, die zu Rezidiven neigen, ist es wünschenswert, nicht nur die jeweilige Krankheitsphase erfolgreich zu behandeln, sondern möglichst zu verhindern, dass neue Phasen auftreten (Rezidivprophylaxe). Es handelt sich dabei um ein grundsätzlich anderes Behandlungsziel als in der Akuttherapie. Entsprechend diesem Ziel ist die Behandlung langfristig, jahre- bis jahrzehnte-, evtl. lebenslang. Die Behandlung kann während einer Krankheitsphase oder zu Zeiten völliger Beschwerdefreiheit (im freien Intervall) begonnen werden (siehe Abb. **8c–e**).

Auch wenn es nichtmedikamentöse Behandlungsverfahren gibt, die die Wahrscheinlichkeit eines Rezidivs verringern (z. B. Psychotherapie, Lichttherapie) spricht man von „Rezidivprophylaxe" im engeren Sinne vor allem dann, wenn eine medikamentöse Behandlung gemeint ist. Lange Zeit standen in der Rezidivprophylaxe bipolarer Störungen vor allem Lithiumpräparate und Carbamazepin zur Verfügung (s. S. 86 ff). In den letzten Jahren haben auch andere Medikamente, vor allem Valproat, Lamotrigin und Olanzapin deutlich an Bedeutung gewonnen (s. S. 102 ff). Mehrere weitere Pharmaka (z. B. Quetiapin, Aripiprazol und Clozapin) werden intensiv auf ihre rezidivprophylaktische Wirkung hin untersucht.

> Da eine rezidivprophylaktische Behandlung nur dann sinnvoll ist, wenn sie langfristig durchgeführt wird, muss die Entscheidung hierfür besonders sorgfältig getroffen werden.

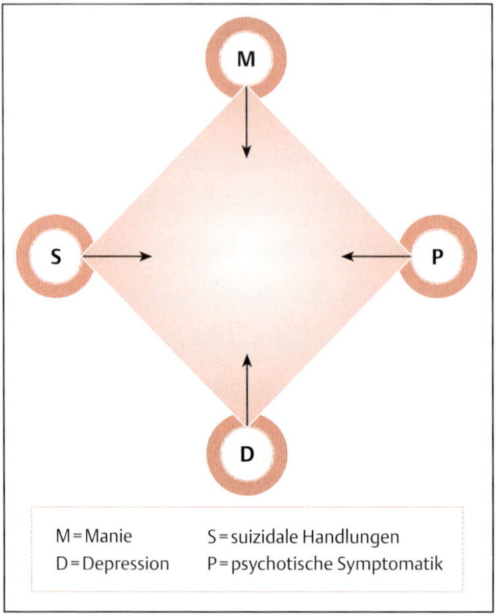

Abb. **9** Hauptziele bei der medikamentösen Rezidivprophylaxe bipolarer Störungen: Verhinderung von
- Manien
- Depressionen
- psychotischer Symptomatik
- suizidalen Handlungen

(nach Greil u. Kleindienst 2003).

Ziele einer rezidivprophylaktischen Behandlung

Viele Betroffene stellen sich wahrscheinlich die Frage nach dem Sinn einer medikamentösen Rezidivprophylaxe. Wozu ein Medikament weiter einnehmen, wenn die Krankheitssymptome längst abgeklungen sind? Ziel jeder Rezidivprophylaxe ist es, zukünftige Krankheitsepisoden zu verhindern (oder zumindest abzumildern) und dadurch die Prognose und die Lebensqualität langfristig zu verbessern. Dabei stehen bei unterschiedlichen Patienten unterschiedliche Aspekte (Haupttherapieziele) im Vordergrund, insbesondere die vier in der Abb. **9** dargestellten.

Manische und depressive Phasen verhindern. Wie aus den vorhergehenden Abschnitten bereits deutlich geworden sein dürfte, gilt es vor allem bei häufig auftretenden oder schwer verlaufenden Krankheitsphasen das Wiederauftreten von sowohl manischen als auch depressiven Phasen effektiv zu verhindern. Denn die Folgen sind vor allem bei schweren manischen Phasen häufig gravierend (s. S. 34 ff), ganz abgesehen von dem Leid, das der Betroffene innerhalb der (depressiven) Krankheitsphasen durchlebt.

Suizidale Handlungen verhindern. Bei Patienten mit manisch-depressiven Erkrankungen kommt es sehr viel häufiger zu Selbstmord oder Selbstmordversuchen (Suizidalität) als in der Allgemeinbevölkerung. Manche Betroffene sehen in ihrer Verzweiflung keinen anderen Ausweg mehr, als sich das Leben zu nehmen. Ein solcher Schritt wäre fatal und sollte auf jeden Fall verhindert werden, da es mittlerweile sehr gute Behandlungsmöglichkeiten gibt. Eine vorbeugende antisuizidale Therapie ist daher wichtig.

Psychotische Symptomatik verhindern. Ein weiteres Ziel einer Langzeittherapie bei einer bipolaren Störung kann die Verhinderung des Auftretens psychotischer (d. h. wahnhafter) Symptomatik sein, die vor allem im Rahmen schizoaffektiver Störungen relativ häufig vorkommt. Problematisch ist vor allem der so genannte „stimmungsinkongruente Wahn". Bei dieser Form des Wahns stimmen die Wahnthemen nicht mit der aktuellen Stimmung des Patienten überein (z. B. wenn sich ein Patient im manischen Zustand bedroht fühlt oder einen Schuldwahn entwickelt). Diese Form des Wahns muss in der Therapie besonders beachtet werden, da dieser mit einem ungünstigen Verlauf der Erkrankung vergesellschaftet sein kann. „Stimmungskongruenter Wahn" (wenn also der Wahninhalt zur Stimmung passt, z. B. Größenwahn im Rahmen einer Manie) gehört dagegen zum typischen Krankheitsbild und klingt normalerweise mit Besserung der depressiven oder manischen Symptomatik ab.

Indikation zur medikamentösen Rezidivprophylaxe

In oder nach einer ersten Krankheitsphase ist es im Einzelfall nicht möglich vorherzusagen, ob (oder gar wann) weitere Phasen (Rezidive) folgen werden. Aus diesem Grund wird nach einer Ersterkrankung in der Regel eine rezidivprophylaktische Behandlung noch nicht begonnen.

Als grobe Faustregel gilt, dass spätestens nach der dritten Krankheitsphase mit einer prophylaktischen Behandlung begonnen werden sollte. Die Entscheidung dafür oder dagegen ist aber eine sehr individuelle und hängt nicht nur von der bisherigen Zahl der Krankheitsphasen ab, sondern auch von ihrer Häufigkeit, Schwere und Dauer. So wird man einem Patienten, der im Abstand von jeweils vielen Jahren unter relativ leichten, gut behandelbaren, kurz dauernden und für ihn selbst gut tolerierbaren depressiven Phasen und nur diskreten hypomanen Zuständen leidet, noch nicht zu einer langjährigen medikamentösen Phasenprophylaxe raten, auch wenn er bereits die vierte Krankheitsepisode hinter sich hat. Andererseits sollte man bei einem Patienten, der zum zweiten Mal an einer sehr schweren Depression erkrankt und der bereits Selbstmordversuche hinter sich hat, nicht erst die dritte (vielleicht tödliche) Phase abwarten, bevor man mit einer prophylaktischen Behandlung beginnt. Auch das Auftreten einer schweren Manie ist ein wichtiger Grund für einen frühzeitigen Therapiebeginn. In diesem Fall kann bereits nach der ersten Krankheitsphase eine rezidivprophylaktische Weiterbehandlung angezeigt sein.

> Ebenso entscheidend wie der Verlauf der Erkrankung (Anzahl, Schwere, Häufigkeit, Dauer und soziale Folgen der Phasen) ist der Wunsch des Betroffenen. Eine rezidivprophylaktische Behandlung hat nur Sinn, wenn sich der Patient selbst – nach ausführlicher Information durch den Arzt – bewusst für eine solche Behandlung entscheidet und entschlossen ist, sie konsequent durchzuführen. Eine halbherzig und unzuverlässig eingenommene rezidivprophylaktische Medikation ist schlechter als gar keine Behandlung! Sie wäre unwirksam, aber mit möglichen Nebenwirkungen behaftet.

Dauer der Rezidivprophylaxe

Eine Rezidivprophylaxe stellt eine langfristige, eventuell sogar „lebensbegleitende" Therapieform dar, da nach Absetzen der Medikation der prophylaktische Schutz entfällt und die Erkrankung wieder ihren natürlichen Verlauf zeigt (siehe Abb. **10**). Es kann sinnvoll sein, die medikamentöse Therapie zunächst für einen begrenzten Zeitraum (z. B. zwei Jahre) zu planen. Das macht die Entscheidung für den Patienten unter Umständen leichter. Nach Ablauf dieser Zeit können Arzt und Patient gemeinsam die Vor- und Nachteile der bisherigen Rezidivprophylaxe erneut abwägen und über das weitere Vorgehen entscheiden.

> Viele Patienten wollen die Therapie mit Psychopharmaka bald möglichst wieder absetzen, da sie glauben, dass man von allen Psychopharmaka abhängig wird. Dies ist aber nicht richtig. Nur bei Einnahme bestimmter Beruhigungsmittel besteht ein Abhängigkeitsrisiko, diese sollten daher nur vorübergehend eingenommen werden. Mood Stabilizer, Antidepressiva und Neuroleptika machen dagegen nicht abhängig und können auch über einen längeren Zeitraum eingenommen werden.

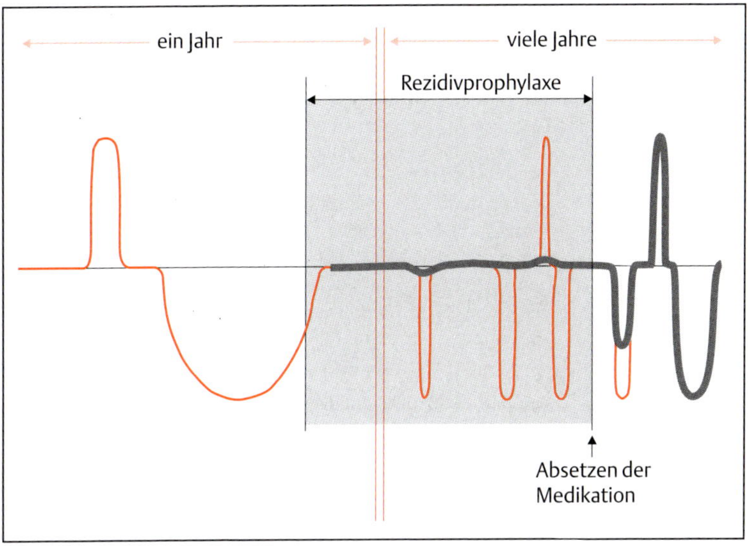

Abb. **10 Absetzen der Rezidivprophylaxe**
Wird eine rezidivprophylaktische Behandlung abgesetzt, besteht die Gefahr des Auftretens erneuter Krankheitsphasen. Diese Gefahr ist umso größer, je abrupter das Absetzen des Medikamentes erfolgt.

Sollte sich die Behandlung mit einem Medikament als nicht wirksam erwiesen haben, kommt ein Wechsel auf ein anderes Medikament oder die Kombination mit einem anderen Pharmakon in Frage. Die Wirksamkeit eines Medikamentes kann allerdings erst beurteilt werden, wenn der Beobachtungszeitraum lange genug war, um entscheiden zu können, ob sich die Phasenhäufigkeit, -schwere und -dauer geändert haben oder nicht. Wie lange dieser Beobachtungszeitraum sein muss, hängt vom Verlauf der Erkrankung vor Beginn der Phasenprophylaxe ab.

Beendigung einer Rezidivprophylaxe

Soll eine bestehende Rezidivprophylaxe beendet werden (was umso eher der Fall sein wird, je weniger beeinträchtigend die Krankheit vor Beginn der Langzeitbehandlung und je weniger effektiv die Rezidivprophylaxe war), so sollte diese Entscheidung unbedingt von Arzt und Patient gemeinsam getroffen werden. Das Medikament darf dabei niemals abrupt abgesetzt werden, sondern das Absetzen sollte schrittweise über mehrere Monate erfolgen. Beachtet man dies nicht, so kommt es sehr häufig rasch zu einem Rezidiv. Bei plötzlichem Absetzen einiger Medikamente, wie z. B. Carbamazepin, Valproat und Lamotrigin, besteht außerdem die Gefahr epileptischer Anfälle.

! Stimmungsstabilisierende Medikamente nicht abrupt absetzen! Dadurch könnten rasch einsetzende Manien oder Depressionen ausgelöst werden. Bei einem Absetzversuch die Mood Stabilizer langsam reduzieren („ausschleichen").

Rezidivprophylaxe – ja oder nein?

Eine Rezidivprophylaxe mit stimmungsstabilisierenden Medikamenten bietet eine sehr gute Chance, das mit depressiven Phasen verbundene Leid und das mit manischen Phasen verbundene Chaos weitgehend in den Griff zu bekommen. Manchmal verschwinden die Krankheitsphasen völlig, meistens werden sie aber zumindest wesentlich seltener und verlaufen milder. Jeder manisch-depressive Patient weiß, was das bedeutet und wie groß eine solche Chance ist.

Eine Prophylaxe macht aber nur Sinn, wenn sie konsequent über einen längeren Zeitraum aufrechterhalten wird. Es ist wichtig, dass der Patient weiß, worauf er sich einlässt (siehe auch Tab. **7**):

- auf eine regelmäßige Einnahme (Das stimmungstabilisierende Medikament ist auch dann notwendig, wenn sich der Patient völlig gesund fühlt, und denkt er brauche die Therapie nicht mehr.)
- auf regelmäßige Kontrolluntersuchungen
- auf möglicherweise unangenehme Nebenwirkungen
- als angenehm erlebte hypomane Hochzustände können verloren gehen.

Hinweis Die Therapie sollte nur begonnen werden, wenn sich der Patient in Absprache mit dem Arzt und den Angehörigen aktiv zu einer Rezidivprophylaxe entscheidet und die Chancen und Risiken sorgfältig erwogen hat. Es ist besser keine Langzeittherapie zu beginnen, als sie später unsorgfältig und halbherzig durchzuführen oder sie plötzlich wieder abzubrechen.

Tabelle **7** Mögliche Beweggründe für das Ablehnen einer Rezidivprophylaxe

- Verleugnung der Krankheit
- fehlende Kenntnis über Wesen und Verlauf der Krankheit
- Widerstand, die Erfahrung (hypo-)manischer Phasen aufzugeben
- unerwünschte Arzneimittelwirkungen (befürchtet oder tatsächlich)
- Kontrolluntersuchungen werden als belastend empfunden
- Gefühl der dauerhaften Abhängigkeit von Medikamenten
- fehlendes Vertrauen in den Arzt oder die Therapie
- Ablehnung der Therapie durch die Angehörigen des Patienten

! Eine Langzeitbehandlung mit Mood Stabilizern sorgt für psychische Stabilität und macht das Leben wieder planbar.

Rezidivprophylaxe mit Mood Stabilizern

Welches stimmungsstabilisierende Medikament zur Rezidivprophylaxe bipolarer Störungen ausgewählt wird, hängt vom Einzelfall ab. Dabei sollten in Absprache zwischen Arzt, Patient und Angehörigen das Wirkspektrum und die Verträglichkeit der einzelnen Mood Stabilizer berücksichtigt werden. Tab. **8** gibt einen Überblick über die wichtigsten Aspekte der etablierten Mood Stabilizer Lithium, Carbamazepin, Valproat, Lamotrigin und Olanzapin. Eine detaillierte Darstellung der einzelnen Substanzen findet sich in Kapitel 6 (siehe S. 86 ff).

! Für die Auswahl eines Mood Stabilizers sollte der bisherige Verlauf berücksichtigt, sowie die Vor- und Nachteile gegeneinander abgewogen werden.

Verhinderung depressiver und manischer Episoden

Die Schwierigkeit bei der Rezidivprophylaxe manisch-depressiver Erkrankungen besteht darin, sowohl manische als auch depressive Phasen effektiv zu verhindern, ohne dabei eine Episode des anderen Pols auszulösen. Man unterscheidet entsprechend einer gängigen Klassifikation bei den stimmungsstabilisierenden Medikamenten (Mood Stabilizer) zwei Arten: Medikamente, die eher bei der Vorbeugung gehobener Verstimmungen wirken (Gruppe A, „from above“) und Medikamente, die eher depressiven Phasen vorbeugen (Gruppe B, „from below“, Abb. **11**).

Tabelle **8** Übersicht über die wichtigsten Mood Stabilizer, für die eine Wirksamkeit in der Rezidivprophylaxe manisch-depressiver Erkrankungen nachgewiesen ist

Substanz	Wirkung	Bemerkungen
Lithium	• vorbeugende Wirkung gegen Manien und Depressionen (vor allem bei klassischen Verläufen*) nachgewiesen • Hinweise auf eine besondere suizidverhindernde Wirkung	• enger therapeutisch wirksamer Bereich, deshalb häufige Kontrollen des Lithiumspiegels notwendig • Vorsicht bei kochsalzarmer Diät • Nierenfunktion überwachen • Gefahr der Gewichtszunahme, deshalb ausgewogene Ernährung und regelmäßige Bewegung wichtig
Carbamazepin	• vorbeugende Wirkung gegen Manien und Depressionen nachgewiesen (vermutlich weniger stark wirksam als Lithium)	• zu Beginn häufige Kontrollen des Carbamazepinspiegels notwendig • zahlreiche Wechselwirkungen mit anderen Arzneimitteln • kann auch die Wirksamkeit der Antibabypille herabsetzen, deshalb ggf. auf Zwischenblutungen achten • relativ gut verträglich • weitgehend gewichtsneutral
Valproat	• vorbeugende Wirkung gegen Manien und Depressionen vor allem aufgrund breiter klinischer Erfahrung belegt	• kann gut mit anderen Medikamenten kombiniert werden • Risiko einer Gewichtszunahme, deshalb ausgewogene Ernährung und regelmäßige Bewegung wichtig • relativ gut verträglich
Lamotrigin	• vorbeugende Wirkung vorwiegend gegen Depressionen nachgewiesen	• langsam aufdosieren (!) • auf mögliche Hautreaktionen achten, besonders in Kombination mit Valproat • insgesamt gut verträglich • gewichtsneutral
Olanzapin	• vorbeugende Wirkung gegen Manien aber auch gegen Depressionen nachgewiesen	• Gefahr der Gewichtszunahme und Entwicklung eines Metabolischen Syndroms • Gewicht und Blutzucker regelmäßig kontrollieren • ausgewogene Ernährung und regelmäßige Bewegung wichtig

* klassischer Verlauf: z. B. typische Beschwerdebilder in den Krankheitsphasen und weitgehende Symptomfreiheit dazwischen

Zur Verhinderung depressiver Episoden sind sowohl Lamotrigin als auch Lithium sehr wirksam. Auch Olanzapin besitzt einen (wahrscheinlich etwas schwächeren) depressionsverhindernden Effekt.

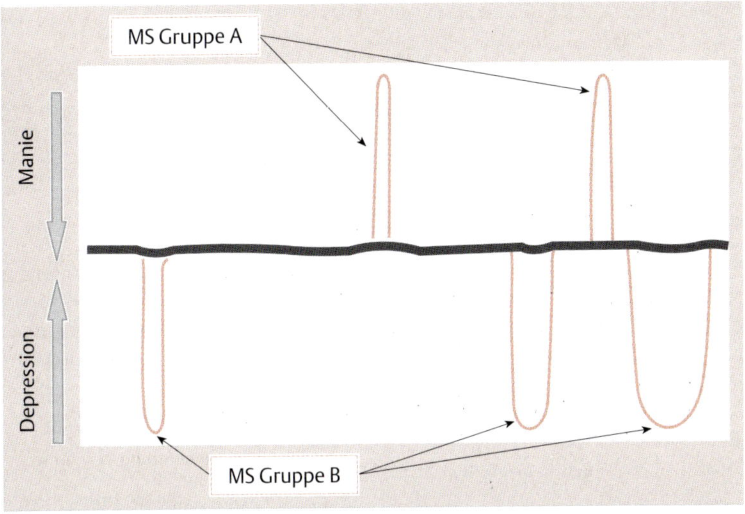

Abb. **11** Mood Stabilizer (MS) aus Gruppe A („from above") und Gruppe B („from below"). Stimmungsstabilisierende Medikamente der Gruppe A beugen vor allem Manien vor, solche aus Gruppe B verhindern vor allem Depressionen.

Häufig werden bei der Behandlung von Depressionen vor allem in der Akutbehandlung Antidepressiva eingesetzt. Zur Langzeitbehandlung der manisch-depressiven Erkrankung als einziges Medikament sind sie jedoch meist nicht geeignet, da sie zwar depressive Phasen verhindern können, gleichzeitig jedoch eine erhöhte Gefahr besteht, dass eine manische Phase begünstigt wird (Switch). Im Gegensatz dazu wirken Lamotrigin und Lithium auch in der Akutphase gegen Depressionen, sind aber nicht mit einem Switch-Risiko in die Manie verbunden und sind somit für die Langzeittherapie besser geeignet.

Kann auf die Gabe eines Antidepressivums in der Phasenprophylaxe nicht verzichtet werden, weil Lithium oder Lamotrigin keinen ausreichenden Schutz bieten, so kann der Patient – vor allem bei einer Bipolar-II-Störung – auch über längere Zeit mit einer Kombinationstherapie aus einem Antidepressivum und einem Mood Stabilizer behandelt werden. So kann die gute Wirkung des Antidepressivums „von unten" ausgenutzt werden, während der Mood Stabilizer gleichzeitig hilft einen Switch in eine Hypomanie oder Manie zu verhindern. Bei den Antidepressiva sind dabei vor allem die Medikamente aus der Gruppe der SSRI oder der MAO-Hemmer geeignet (siehe auch S. 45), da hier per se das Switch-Risiko schon geringer ist als bei den klassischen Antidepressiva.

Auch bei der Verhütung manischer Episoden bietet Lithium einen sehr guten prophylaktischen Schutz. Daneben eignen sich auch Olanzapin sowie Valproat und bis zu einem gewissen Grad auch Carbamazepin zur Manieprophylaxe.

Verhinderung von suizidalen Handlungen

Ein besonders gefährliches Symptom in depressiven Erkrankungsphasen sind Gedanken an den Tod. Es kann sich um passive Todeswünsche handeln („am liebsten würde ich morgen früh nicht mehr aufwachen"), aber auch um sehr konkrete Selbstmordabsichten und -pläne. Leider kommt es immer wieder vor, dass Patienten mit bipolaren Störungen durch Suizid (Selbsttötung) versterben (vgl. Abb. **9**). Untersuchungen haben gezeigt, dass vor allem durch Lithium neben der depressionsprophylaktischen Wirkung (durch die ja auch den gefährlichen Suizidgedanken vorgebeugt wird), speziell auch suizidale Handlungen (Selbstmord oder Selbstmordversuche) reduziert werden. Speziell bei Patienten mit Suizidversuchen in der Vorgeschichte oder Suiziden in der Familie kann es daher sinnvoll sein, eine Lithiumtherapie in Erwägung zu ziehen.

! Mood Stabilizer beugen auch Suiziden und Suizidversuchen vor. Lithium scheint hierbei besonders wirksam zu sein.

Verhinderung von psychotischen Symptomen

Beim Auftreten von psychotischen Symptomen im Zusammenhang mit einer bipolaren Erkrankung liegt die Schwierigkeit vor allem in der Behandlung bzw. Rezidivprophylaxe „stimmungsinkongruenter" psychotischer Symptome (siehe S. 51).

Bei der Rezidivprophylaxe von bipolaren bzw. schizoaffektiven Störungen mit psychotischen Symptomen kommen einige der zuvor genannten Mood Stabilizer in Frage. Vor allem Olanzapin sowie möglicherweise auch andere atypische Neuroleptika scheinen hier besonders geeignet zu sein. Daneben gibt es Hinweise, dass Valproat und Carbamazepin auch bei schweren Krankheitsverläufen mit psychotischen Symptomen eine gute rezidivprophylaktische Wirkung haben.

Es ist aufgrund der vielen Facetten der manisch-depressiven Erkrankungen und den individuellen Ausprägungen der Symptome nicht unüblich, auch bei der Rezidivprophylaxe verschiedene Mood Stabilizer miteinander zu kombinieren (siehe auch S. 65 ff, Tab. **9**). Damit kann ein besserer Schutz vor weiteren Krankheitsphasen gewährleistet werden. Dabei sind jedoch mögliche Wechselwirkungen zu beachten und die Dosierungen anzupassen (siehe S. 60 f).

Worüber der Arzt informiert werden sollte

Ist die Entscheidung für eine (Langzeit-)Therapie mit einem oder mehreren Mood Stabilizern gefallen, sind bei der Behandlung u. a. folgende Gesichtspunkte zu beachten.

Vorerkrankungen. Diese können die Verträglichkeit des eingesetzten Medikamentes herabsetzen (siehe auch S. 60). Jede Begleiterkrankung kann daher für die Behandlung von Bedeutung sein und sollte dem Arzt mitgeteilt werden, ebenso frühere allergische Reaktionen auf Medikamente und andere Stoffe.

Gleichzeitige Einnahme anderer Medikamente. Wegen möglicher Wechselwirkungen (siehe auch S. 60 f) sollte der behandelnde Arzt über alle eingenommenen Medikamente informiert werden (einschließlich der Antibabypille), auch über nicht verschreibungspflichtige.

Schwangerschaft. Bei Frauen im gebärfähigen Alter sollte vor Beginn der Behandlung eine Schwangerschaft ausgeschlossen und natürlich auch über einen etwaigen Kinderwunsch gesprochen werden (siehe auch S. 61 ff).

Ernährungsweise. Die Ernährungsweise (z. B. Diät) kann für die Behandlung ebenfalls eine Rolle spielen und sollte daher besprochen werden.

Alkohol. In Kombination mit der Einnahme von (stimmungsstabilisierenden) Medikamenten kann Alkohol das Reaktionsvermögen stark beeinträchtigen. Deshalb sollte Alkohol nicht oder nur in geringen Mengen konsumiert werden.

Berufs- und Freizeitaktivitäten. Auch an bestimmte Berufs- und Freizeitaktivitäten ist zu denken, da einige Medikamente vor allem zu Behandlungsbeginn müde machen, das Konzentrationsvermögen reduzieren und die Koordination beeinträchtigen können.

Einnahme von Mood Stabilizern bei körperlichen Begleiterkrankungen

Bestehen zusätzlich zur bipolaren Störung körperliche Begleiterkrankungen, so müssen bestimmte Vorsichtsmaßnahmen bei der Medikation beachtet werden. Daher sollten alle körperlichen Erkrankungen dem Psychiater mitgeteilt werden, auch der behandelnde Internist/Allgemeinarzt sollte über die psychopharmakologische Behandlung informiert werden. Spezielle Hinweise zu den einzelnen Medikamenten finden sich im jeweiligen Unterkapitel „Gegenanzeigen" bei der entsprechenden stimmungsstabilisierenden Substanz (siehe Kap. 6).

Ein besonderes Risiko besteht bei Leber-, Nieren-, und Herz-Kreislauf-Erkrankungen: Da viele Arzneimittel und auch Psychopharmaka über die Leber abgebaut werden, kann es bei einer Lebererkrankung zu einer verzögerten bzw. reduzierten Verstoffwechselung des Medikamentes kommen. Dies kann zu einer Ansammlung der Substanz im Körper und in der Folge zu Vergiftungserscheinungen führen. Deshalb dürfen einige Medikamente bei bekannten Lebererkrankungen nicht verabreicht werden, häufig sind Dosisanpassungen und/oder Kontrolluntersuchungen notwendig.

Ähnliches gilt für die Einnahme von Stimmungsstabilisierern bei bestehenden Nierenerkrankungen, da einige Medikamente und Stoffwechselprodukte der Medikamente über die Niere ausgeschieden werden.

Bei Patienten mit Herz-Kreislauf-Erkrankungen besteht die Gefahr einer zusätzlichen herzschädigenden Wirkung der psychopharmakologischen Medikamente. Auch von dieser Gruppe von Patienten dürfen daher einige Psychopharmaka gar nicht oder nur unter engmaschiger Kontrolle eingenommen werden.

Bei Patienten mit körperlichen Erkrankungen ist es besonders wichtig, dass durch eine Rezidivprophylaxe zukünftige Krankheitsphasen verhindert werden, da Depressionen und Manien und deren Behandlung den Organismus zusätzlich belasten würden.

Gleichzeitige Einnahme verschiedener Medikamente

Werden verschiedene Medikamente gleichzeitig im selben Zeitraum eingenommen, so besteht die Möglichkeit, dass diese Medikamente sich gegenseitig in ihrer Wirksamkeit beeinflussen (Interaktion). Das kann gefährlich sein. Das heißt jedoch nicht, dass Medikamente nicht kombiniert werden dürfen. Es muss aber sorgfältig überprüft werden, ob bestimmte Vorsichtsmaßnahmen (z. B. Kontrolluntersuchungen, Anpassung der Dosis) notwendig sind. Deshalb ist es sehr wichtig, den Arzt auf weitere eingenommene Medikamente hinzuweisen (auch auf die Antibabypille sowie auf nicht-verschreibungspflichtige Medikamente).

Eine mögliche Interaktion besteht zum Beispiel darin, dass bestimmte Medikamente zu einer Erhöhung oder Erniedrigung bestimmter Enzyme im Körper führen (Enzyme sind Eiweiße, die u.a. am Abbau bestimmter Stoffe im Körper beteiligt sind). Man spricht von Enzyminduktion bzw. -inhibition. Sind solche Enzyme betroffen, die für den Abbau eines anderen eingenommenen Medikamentes zuständig sind, so kommt es unter Umständen zu einem verminderten oder erhöhten Spiegel dieses Medikamentes im Blut.

> Kommt es (z. B. aufgrund einer Arzneimittelinteraktion) zu einer Erhöhung der Konzentration eines Medikamentes, so besteht die Gefahr verstärkter unerwünschter Wirkungen sowie einer Überdosierung oder gar einer Intoxikation (Vergiftung). Kommt es zu einer Erniedrigung der Konzentration des Medikaments, so ist unter Umständen die Wirksamkeit des Medikamentes vermindert, wodurch sich ein erhöhtes Rezidivrisiko ergeben kann. In beiden Fällen können regelmäßig durchgeführte Blutspiegelkontrollen und/oder eine Anpassung der Dosis die Sicherheit der Einnahme erhöhen.

Spezielle Hinweise zu den wichtigsten Interaktionen bei der Gabe von Mood Stabilizern finden sich unter dem Punkt „Interaktionen“ bei der entsprechenden Substanz (s. Kap. 6).

> **!** Bei der Behandlung mit Mood Stabilizern sind die möglichen Wechselwirkungen mit anderen Medikamenten, vor allem auch mit der Antibaby-Pille zu beachten!

Einnahme von stimmungsstabilisierenden Medikamenten bei Kinderwunsch

Wie bei anderen Medikamenten auch, kann die Einnahme von stimmungsstabilisierenden Medikamenten während der Schwangerschaft das Risiko für Missbildungen des Kindes erhöhen. Bisher liegen noch zu wenige Daten vor, um die schädigende Wirkung der stimmungsstabilisierenden Medikamente während der Schwangerschaft abschließend zu beurteilen. Im Wesentlichen ist jedoch an drei Arten von Schädigungen zu denken:

Fehlbildungen von Organen und Skelett (Teratogenität): Vor allem die ersten 3 Monate der Schwangerschaft sind dabei eine kritische Phase, da in dieser Zeit die meisten Organe ausgebildet werden. Deshalb sollte in diesem Zeitraum so weit wie möglich auf die Einnahme von Medikamenten verzichtet werden.

Perinatale Symptome: Darunter versteht man Nebenwirkungen und Entzugssymptome, die beim Neugeborenen auftreten können, wenn die Mutter kurz vor oder während der Geburt Medikamente einnimmt (perinatal = um die Geburt herum).

Postnatale Entwicklungs- und Verhaltensstörungen: Es gibt Hinweise darauf, dass eine Psychopharmakaeinnahme der Mutter mit einem erhöhten Risiko für Entwicklungs- und Verhaltensstörungen des Kindes verbunden sein kann (postnatal = nach der Geburt). Zum Teil ist es bisher jedoch noch ungeklärt, ob diese Störungen tatsächlich auf die Medikamenteneinnahme zurückzuführen sind oder ob andere, noch unbekannte Faktoren eine Rolle spielen.

Wenn möglich sollte auf eine Einnahme von Psychopharmaka während der Schwangerschaft verzichtet werden.
Allerdings muss das Risiko einer fruchtschädigenden Wirkung gegen das Risiko eines manischen oder depressiven Rezidivs bei Absetzen der stimmungsstabilisierenden Medikation abgewogen werden! Ein Krankheitsrückfall kann eine hoch dosierte Psychopharmakabehandlung erforderlich machen, was mit einem dann wiederum erhöhten Risiko einer Fruchtschädigung einhergehen kann. Auch die Krankheitsepisode selbst kann ein Risiko für das Kind darstellen.

Die Entscheidung für oder gegen eine medikamentöse Rückfallprophylaxe während der Schwangerschaft ist nicht einfach und muss von jeder Patientin und ihrem Partner gemeinsam mit dem Arzt individuell getroffen werden. Wie die Entscheidung letztendlich ausfällt, hängt neben dem Wunsch der Patientin vor allem vom bisherigen Verlauf und den eingesetzten Medikamenten ab. Wird während einer bereits bestehenden rezidivprophylaktischen Behandlung eine Schwangerschaft festgestellt, so ist in der Regel eine besonders kritische Phase der Organbildung bereits abgeschlossen. Dies muss bei der weiteren Therapieplanung berücksichtigt werden.

Hinweis Das Risiko sowohl für das Kind als auch für die Mutter kann so gering wie möglich gehalten werden, wenn der Kinderwunsch dem Arzt mitgeteilt wird und eine Schwangerschaft sorgfältig und frühzeitig geplant wird. So können Arzt und Patient gemeinsam das weitere Vorgehen bezüglich der Medikation besprechen.

Fällt die Entscheidung für eine medikamentöse Rezidivprophylaxe, stellt sich die Frage, welches Medikament zu bevorzugen ist. Hinweise zur Einnahme der einzelnen stimmungsstabilisierenden Medikamente während Schwangerschaft und Stillzeit sind in den Kapiteln zu den einzelnen Medikamenten genauer dargestellt. Nach heutigem Wissensstand ist anzunehmen, dass Lithium und mit Einschränkungen auch Lamotrigin (s. S. 113) die geringste fruchtschädigende Wirkung aufweisen.

Stillen. Bei Patientinnen, die ihr Kind stillen möchten, ist zu beachten, dass Psychopharmaka zum Teil in die Muttermilch übergehen. Die Konzentration in der Muttermilch ist dabei von Medikament zu Medikament verschieden. Auch hier muss somit eine sorgfältige Nutzen-Risiko-Abwägung stattfinden. Bei der Entscheidung für oder gegen das Stillen sollten auf jeden Fall der behandelnde Arzt und der Kinderarzt mit einbezogen werden.

Wirkmechanismen

Es ist bisher nicht gelungen, die Wirkmechanismen der stimmungsstabilisierenden Medikamente vollständig zu klären und die vorliegenden Befunde zu einem einheitlichen Konzept zusammenzufassen. Wegen der Komplexität des Themas kann hier lediglich eine grobe Vorstellung vermittelt werden, auf welche Weise diese Medikamente ihre stabilisierende Wirkung entfalten.

Informationen innerhalb und zwischen einzelnen Nerven werden mithilfe elektrischer und chemischer Prozesse übertragen (siehe auch S. 29). Grob kann man sagen, dass bei Patienten in einer manischen Phase die Aktivität bestimmter Nervenzellen deutlich gesteigert ist, während eine depressive Phase eher durch eine zu geringe Aktivität der Nervenzellen gekennzeichnet ist. Dies macht die Schwierigkeit bei der Behandlung bipolarer Erkrankungen aus, da sich sowohl eine zu geringe als auch eine zu hohe Nervenzellaktivität ungünstig auf das Befinden auswirkt.

Für die Wirkung der stimmungsstabilisierenden Medikamente spielen wahrscheinlich verschiedene Mechanismen eine Rolle, die sich auch gegenseitig beeinflussen. Viel versprechende Forschungsansätze konzentrieren sich dabei vor allem auf die folgenden Bereiche:

Regulation der Erregungsausbreitung zwischen den Nervenzellen. An den Verbindungsstellen zwischen einzelnen Nervenzellen (den Synapsen) befinden sich Botenstoffe, die durch Erregung der Nervenzelle freigesetzt werden (vgl. Abb. **6**). Es gibt Botenstoffe mit vorwiegend erregendem und solche mit vorwiegend hemmendem Einfluss auf die nachfolgende Zelle. Bei Depressionen scheint vor allem die Freisetzung der erregenden Botenstoffe Serotonin und Noradrenalin vermindert zu sein, während bei Manien wahrscheinlich unter anderem eine Überempfindlichkeit bestimmter Rezeptoren (Andockstellen) für Botenstoffe (insbesondere Dopaminrezeptoren) vorliegt. Einige Medikamente, die bei der Behandlung manisch-depressiver Erkrankungen eingesetzt werden, entfalten ihre Wirkung über diese Botenstoffsysteme. So verbessert z. B. Lithium insbesondere die Kommunikation über den Botenstoff Serotonin. Diese so genannte serotonerge Wirkung des Lithiums wird vor allem mit dem antidepressiven und prophylaktischen Effekt des Medikamentes in Verbindung gebracht. Gleichzeitig wirkt Lithium regulierend auf die oben erwähnte Überempfindlichkeit der Andockstellen für die Botenstoffe, was die antimanische Wirkung erklären könnte.

Stabilisierung übererregter Nervenzellmembranen und Hemmung sich rasch wiederholender Nervenentladungen. Die Membranen (Nervenzellwände) sind für bestimmte Substanzen durchlässig und werden durch Austausch elektrisch geladener Atome (Ionen) zwischen Umgebung und Zellinnerem in ihrer Erregbarkeit beeinflusst. Mood Stabilizer, darunter vor allem die Antikonvulsiva Valproat, Lamotrigin und Carbamazepin, können diesen Austausch von Ionen regulieren und dadurch die Erregbarkeit von Nervenzellen beeinflussen. Erregungsimpulse (so genannte „Aktionspotenziale"), die in normalem zeitlichen Abstand aufeinander folgen, werden unter Antikonvulsiva unverändert weitergeleitet. Besonders rasch aufeinander folgende Erregungen, wie sie beispielsweise bei einem epileptischen Anfall auftreten, werden hingegen durch Antikonvulsiva blockiert.

Langzeitveränderungen in der synaptischen Plastizität. Neuere Forschungsansätze gehen davon aus, dass für die Wirkung der stimmungsstabilisierenden Medikamente (und auch vieler anderer Psychopharmaka) eine Veränderung der so genannten „synaptischen Plastizität" entscheidend ist. Unter dem Begriff der „synaptischen Plastizität" versteht man die aktivitätsabhängige Änderung der Stärke der synaptischen Übertragung,

d. h. je nachdem, wie häufig und wie stark eine Nervenzelle aktiviert wird, verändern sich sowohl kurzfristig als auch langfristig die ablaufenden biochemischen Prozesse. Eine entscheidende Rolle spielt dabei vermutlich die Menge des verfügbaren Kalziums an der Synapse. Man geht davon aus, dass vor allem die langfristigen Veränderungen für die Stabilisierung der Stimmung entscheidend sind. Dadurch ließe sich auch die Tatsache erklären, dass viele Mood Stabilizer ihre volle stabilisierende Wirkung erst nach Wochen bis Monaten entfalten. Die beiden zuvor genannten Wirkprinzipien beeinflussen nach diesem Erklärungsansatz die synaptische Plastizität, sind aber nicht allein für die stimmungsstabilisierende Wirkung verantwortlich.

Neubildung von Nervenzellen. Bei Patienten mit bipolaren Erkrankungen wurden außerdem strukturelle Veränderungen in verschiedenen Hirnregionen gefunden, z. B. Volumenveränderungen oder ein Verlust von Nervenzellen in diesen Bereichen. Auch die Neubildung von Nervenzellen in diesen Hirnregionen kann vermindert sein. Mood Stabilizer regen das Gehirn zur Neubildung von Nervenzellen und Nervenzellverbindungen an und gleichen dadurch möglicherweise krankheitstypische Veränderungen aus.

Kombinationstherapien

Bei der Behandlung der manisch-depressiven Erkrankung kommt es im klinischen Alltag häufig vor, dass einem Patienten nicht nur ein Medikament als Monotherapie verabreicht wird, sondern der Arzt ihm zur besseren Kontrolle der Erkrankung mehrere Medikamente in Kombination verschreibt. Dabei steht meistens eines der folgenden Ziele im Vordergrund:

Behandlung verschiedener Aspekte der manisch-depressiven Erkrankung. Bei der Behandlung der manisch-depressiven Erkrankung können unterschiedliche Aspekte im Vordergrund stehen (z. B. Manie, Depression, psychotische Symptome, Suizidalität, siehe Abb. **9**, S. 50). Da die jeweiligen Medikamente jeweils ein ganz spezifisches Wirkungsspektrum aufweisen, ist es oft notwendig, verschiedene Medikamente miteinander zu kombinieren, um diesen unterschiedlichen Aspekten gerecht zu werden. So ist z. B. Lamotrigin gut wirksam bei der Verhinderung depressiver Episoden, aber weniger wirksam bei der Verhinderung manischer Krankheitsphasen. Bei der Verhinderung manischer Episoden und psychotischer Symptome ist dagegen z. B. Olanzapin sehr wirksam, der antidepressive Effekt dieses

Medikamentes ist weniger stark ausgeprägt. Bei Patienten mit manischen und depressiven Episoden kann es daher sinnvoll sein, den antidepressiven Effekt von Lamotrigin auszunutzen. Eine Kombination mit einer antimanisch wirksamen Substanz (z. B. Olanzapin, Valproat oder Lithium) ist jedoch notwendig, um auch einen ausreichenden Schutz gegen den manischen Pol der Erkrankung zu gewährleisten.

Augmentationsbehandlung. Unter einer Augmentationsbehandlung versteht man die Zugabe eines weiteren Medikamentes zu einer bestehenden Behandlung. Es konnte gezeigt werden, dass eine Kombination aus verschiedenen Medikamenten häufig effektiver ist, als ein Medikament alleine.

Es kommen vor allem die folgenden Kombinationen in Frage:

- Kombination zweier oder mehrerer Mood Stabilizer,
- Mood Stabilizer + Antidepressivum,
- Atypisches Neuroleptikum + Mood Stabilizer,
- Atypisches Neuroleptikum + Antidepressivum.

Bisher liegen nur wenige Untersuchungen zur Wirksamkeit der einzelnen Kombinationen vor. Für die Akuttherapie ist die Datenlage deutlich besser. In Tab. **9** findet sich eine Auswahl derjenigen Kombinationen, die bisher

Tabelle **9** Auswahl der bisher am besten untersuchten Kombinationstherapien in der Behandlung bipolarer Erkrankungen, für die positive Studienergebnisse vorliegen (modifiziert nach Yatham et al. 2005)

Akuttherapie der bipolaren Depression	**Akuttherapie der Manie**	**Rezidivprophylaxe**
• Lithium + SSRI	• Lithium + Risperidon	• Lithium + Valproat
• Valproat + SSRI	• Valproat + Risperidon	• Lithium + Carbamazepin
• Olanzapin + SSRI	• Lithium + Quetiapin	• Lithium + Olanzapin
• Lithium + Valproat	• Valproat + Quetiapin	• Valproat + Olanzapin
• Lithium + Bupropion	• Lithium + Haloperidol	• Lithium + Omega-3-Fettsäuren
• Valproat + Bupropion	• Valproat + Haloperidol	• Valproat + Omega-3-Fettsäuren
• Lithium + TCA	• Lithium + Olanzapin	
• Lithium + MAO-Hemmer	• Valproat + Olanzapin	
• Lithium + Venlafaxin	• Lithium + Carbamazepin	
• Valproat + Venlafaxin		

MAO-Hemmer = Monoaminooxidasehemmer
SSRI = selektiver Serotoninwiederaufnahme-Hemmer
TCA = trizyklisches Antidepressivum

am besten untersucht sind und für die positive Studienergebnisse vorliegen. Genauere Angaben hierzu finden sich vor allem in den kanadischen Leitlinien zur Behandlung bipolarer Störungen. Daneben ist unter Umständen auch die Kombination aus mehr als zwei Wirkstoffen notwendig und im klinischen Alltag üblich.

Wichtig ist, dass bei jedem Medikament sorgfältig abgewogen wird, ob ein zusätzlicher Effekt zu erwarten ist. Ein Zuviel an Medikamenten erschwert die korrekte Einnahme. Mit der Anzahl der verabreichten Medikamente steigt das Risiko für unerwünschte Wirkungen.

Ist eine Kombination aus zwei oder mehr Medikamenten notwendig, so sollte die Eindosierung vorsichtig erfolgen und die Dosis der einzelnen Medikamente wenn möglich im unteren therapeutischen Bereich liegen, um dieses Risiko so gering wie möglich zu halten. Auf mögliche Arzneimittelinteraktionen, die nicht therapeutisch beabsichtigt sind, muss geachtet werden (siehe auch S. 60 f). Wenn möglich sollten verschiedene Wirkstoffe nacheinander eingeführt werden, auch um eventuelle Nebenwirkungen leichter zuordnen zu können.

! In einer Reihe von Fällen bringt erst die Kombination aus zwei oder mehr Mood Stabilizern die gewünschte langfristige Stabilität.

Weitere Medikamente

In der Behandlung der manisch-depressiven Erkrankungen kommen neben den Mood Stabilizern auch andere Medikamente zum Einsatz. Dazu gehören Antidepressiva, Benzodiazepine, Neuroleptika, Schilddrüsenhormone und Johanniskraut. Dem Leser mag aufgefallen sein, dass einige dieser Medikamente in den vorhergehenden Abschnitten dieses Buches bereits erwähnt wurden. An dieser Stelle soll nun ein Überblick über ihre Wirkung gegeben werden.

Antidepressiva

Antidepressiva haben – wie schon ihr Name sagt – ihr Haupteinsatzgebiet in der Behandlung depressiver Verstimmungen. Sie werden in erster Linie zur Akutbehandlung gegeben. Bei unipolar verlaufenden Depressionen haben sie auch eine rezidivprophylaktische Wirkung. Bei bipolaren Verlaufsformen sollten sie dagegen möglichst nur in Kombination mit einem Mood Stabilizer verordnet werden, da sie manische und hypomane Phasen begünstigen können. Sie sind aber keine „Muntermacher", bewirken bei gesunden Personen also in der Regel keine gehobene Stimmung!

> Es ist wichtig zu wissen, dass die antidepressive Wirkung nicht sofort nach der ersten Tablette einsetzt, sondern erst, nachdem das Medikament für mindestens 1 – 2 Wochen regelmäßig eingenommen wurde. Bei langsamer Dosissteigerung kann es noch deutlich länger dauern.

Die Wirkung von Antidepressiva beruht auf der Beeinflussung bestimmter Botenstoffe im Gehirn. Deren Konzentration im synaptischen Spalt (siehe auch S. 29) wird durch Antidepressiva erhöht. In der Art und Weise, wie das genau geschieht, unterscheiden sich die einzelnen Medikamente und Medikamentengruppen. Zu den wichtigsten Untergruppen der Antidepressiva gehören:

Trizyklische Antidepressiva: Hier finden sich die „klassischen", die ältesten und am weitesten verbreiteten antidepressiv wirkenden Substanzen, z. B. Imipramin und Amitriptylin. Man unterscheidet zwischen initial (anfänglich) sedierenden (Amitriptylin-Typ) und initial antriebssteigernden Substanzen (Desipramin-Typ). Die häufigsten Nebenwirkungen sind Mundtrockenheit, (meist vorübergehendes) Verschwommensehen, Störungen beim Wasserlassen (vor allem bei älteren Männern mit vergrößerter Prostata), Erhöhung des Augeninnendrucks (insbesondere bei Patienten mit Glaukom, d. h. mit „Grünem Star"), seltener Herzrhythmusstörungen.

Selektive Serotoninwiederaufnahme-Hemmer (SSRI, selective serotonin reuptake inhibitors): Sie haben ihren Namen daher, dass sie (selektiv) die Konzentration eines einzigen Botenstoffs (des Serotonins) im synaptischen Spalt erhöhen. Vertreter dieser Gruppe sind Fluoxetin, Fluvoxamin, Paroxetin, Sertralin und Citalopram. Diese in der Regel gut verträglichen Pharmaka wirken eher antriebssteigernd. Die häufigsten Nebenwirkungen sind Magen-Darm-Beschwerden wie Appetitlosigkeit, Übelkeit, Erbrechen und Durchfall sowie Kopfschmerzen und Unruhe-Zustände.

Selektive Noradrenalinwiederaufnahme-Hemmer (SNRI, selective noradrenalin reuptake inhibitors): Hier gilt ein ähnlicher Wirkmechanismus wie bei den SSRIs. Allerdings ist nicht der Botenstoff Serotonin, sondern eine andere Überträgersubstanz, das Noradrenalin, betroffen. Zu dieser Medikamentengruppe gehört beispielsweise Reboxetin. Als Nebenwirkung ist vor allem vermehrtes Schwitzen zu nennen.

Selektive Serotonin- und Noradrenalinwiederaufnahme-Hemmer (SSNRI): Auch der Wirkmechanismus dieser Medikamentengruppe ähnelt dem der beiden zuvor beschriebenen Gruppen, allerdings führen diese Medikamente (z. B. Venlafaxin, Duloxetin) zu einer Erhöhung sowohl der Serotonin- als auch der Noradrenalinkonzentration im synaptischen Spalt.

Monoaminooxidasehemmer (MAO-Hemmer): Auch der Name dieser Medikamentengruppe leitet sich aus der biochemischen Wirkung ab. MAO-Hemmer (z. B. Tranylcypromin, Moclobemid) blockieren ein Enzym (die Monoaminooxidase), welches die Überträgersubstanzen im Gehirn abbaut. Insbesondere die neueren so genannten „reversiblen MAO-Hemmer" sind besser verträglich und wirken antriebssteigernd. Am häufigsten kommen Nebenwirkungen wie Unruhe und Schlafstörungen vor.

! Bei bipolaren Störungen sollten Antidepressiva möglichst nur in Kombination mit Mood Stabilizern eingesetzt werden.

Benzodiazepine

Die zahlreichen Vertreter dieser Gruppe (z. B. Bromazepam, Diazepam, Lorazepam) zeichnen sich durch eine rasch einsetzende, angst- und depressionslösende, „beruhigende", schlaffördernde und muskelentspannende Wirkung aus. Sie alle haben bei längerfristiger Einnahme ein Abhängigkeitsrisiko, d. h. sie können süchtig machen: Bei fortgesetzter Einnahme kann ihre Wirksamkeit nachlassen, der Patient benötigt dann zum Erzielen der gleichen Wirkung höhere Dosen, und beim Absetzen treten Entzugserscheinungen auf. Es gibt auch eine „Low-dose-" (= Niedrig-Dosis-) Abhängigkeit, bei der Wirkungsverlust und Dosissteigerung nicht vorkommen, aber dennoch beim Absetzen deutliche Entzugserscheinungen auftreten. Aus diesem Grund sollten Benzodiazepine in der Regel nur kurzzeitig eingenommen werden (maximal für einige Wochen). Damit kommen sie für eine Rezidivprophylaxe nur in Ausnahmefällen in Frage.

Oft ist die Gabe von Benzodiazepinen zu Beginn der Behandlung einer Depression sinnvoll (in Kombination mit einem Antidepressivum), um die Zeit zu überbrücken, bis das Antidepressivum „greift". Auch bei anderen Störungen mit voraussehbar vorübergehenden Unruhe- und Angstzuständen können Benzodiazepine sehr hilfreich sein.

Neuroleptika

Neuroleptika (auch Antipsychotika genannt) haben zwei grundsätzlich verschiedene Wirkungen: einerseits einen antipsychotischen (d. h. gegen Wahn und Halluzinationen wirksamen), andererseits einen sedierenden, dämpfenden, beruhigenden bzw. müde machenden Effekt.

Man unterscheidet die klassischen Neuroleptika (z. B. Haloperidol, Chlorpromazin) von den so genannten atypischen Neuroleptika (z. B. Clozapin, Olanzapin, Risperidon, Aripiprazol, Quetiapin, Ziprasidon). Atypische Neuroleptika sind im Vergleich zu den klassischen Neuroleptika besser verträglich, insbesondere treten weniger extrapyramidal motorische Nebenwirkungen auf (siehe unten).

> Nachteil einer Behandlung mit einigen atypischen Neuroleptika ist eine mögliche Steigerung des Appetits und eine Gewichtszunahme, bzw. die Entwicklung eines „Metabolischen Syndroms“ (gekennzeichnet durch einen großen Bauchumfang, erhöhten Blutdruck, eine Erhöhung des Blutzuckers sowie ein ungünstiges Profil der Blutfettwerte). Damit steigt auch das Risiko der Entwicklung eines Diabetes (Zuckerkrankheit).

Schizoaffektive Psychosen werden regelmäßig neuroleptisch behandelt. In der Akuttherapie bei bipolaren Patienten finden (atypische) Neuroleptika vor allem in der Behandlung von Manien Anwendung, insbesondere, wenn die Schwere des Krankheitsbildes einen raschen Wirkungseintritt erfordert. Auch bei schweren, insbesondere wahnhaften Depressionen kann die Gabe eines Neuroleptikums (in niedriger Dosierung und in Kombination mit einem Antidepressivum) vorteilhaft sein.

Olanzapin, ein Neuroleptikum, für das vor kurzem eine stimmungsstabilisierende Wirkung nachgewiesen werden konnte, wird neuerdings auch in der Rezidivprophylaxe der manisch-depressiven Erkrankung eingesetzt (siehe auch S. 115 ff). Auch für Quetiapin gibt es Hinweise auf eine Wirkung sowohl bei der Manie- als auch bei der Depressionsbehandlung.

Nebenwirkungen. Die wichtigsten Nebenwirkungen im Zusammenhang mit der Einnahme von Neuroleptika sind Gewichtszunahme, kognitive Störungen, Schlafstörungen und sexuelle Funktionsstörungen. Bei der Einnahme von klassischen Neuroleptika ist häufig der Bewegungsablauf, die Motorik betroffen. Die so genannten extrapyramidal-motorischen Nebenwirkungen können sich in krampfartigen Verspannungen im Zungen-Schlund-Bereich (die aber sehr leicht behandelbar sind), einem parkinsonähnlichen Beschwerdebild und/oder einer sehr unangenehmen „Sitzunruhe“ (Akathisie) äußern. Bei Langzeitgabe klassischer („typischer“) Neuroleptika können auch bleibende Bewegungsstörungen auftreten (Spätdyskinesien). Wegen diesen recht gravierenden Nebenwirkungen sind die atypischen Neuroleptika den klassischen so weit wie möglich vorzuziehen. Klassische Neuroleptika sollten nur so lange wie unbedingt erforderlich und in möglichst niedriger Dosierung gegeben werden.

Schilddrüsenhormone

Die Schilddrüsenhormone Thyroxin (T4) und Trijodthyronin (T3) können nach einigen Untersuchungen – auch bei normaler Schilddrüsenfunktion – die Wirksamkeit eines Antidepressivums steigern, wenn dieses alleine zu keiner ausreichenden Besserung geführt hat. Auch die Wirksamkeit einer Rezidivprophylaxe kann durch sie verstärkt werden.

Johanniskraut

Der Einsatz von Hypericum perforatum, auch als Johanniskraut bekannt, wird heutzutage viel diskutiert. Es gibt verschiedene Untersuchungen, aus denen hervorgeht, dass diese Substanz vor allem bei leichten und mittelschweren Depressionen einen antidepressiven Effekt hat. Da Johanniskraut frei im Handel erhältlich ist, versuchen viele Patienten, ihre depressiven Erkrankungen mithilfe dieser Substanz selbst zu behandeln. Davon ist jedoch abzuraten. Zum einen ist für eine effektive Behandlung eine genaue Diagnose und in diesem Zusammenhang auch der Ausschluss bestimmter Ursachen der Depression, wie z. B. einer Schilddrüsenunter- oder -überfunktion (die dann entsprechend behandelt werden muss), erforderlich. Zum anderen gibt es Untersuchungen, die zeigen, dass bei der Einnahme von Johanniskraut und anderen Medikamenten die Gefahr von Arzneimittelinteraktionen besteht. Dabei kann die Wirksamkeit der anderen Medikamente herabgesetzt oder gar aufgehoben werden. Die Einnahme von Johanniskraut sollte daher immer mit dem behandelnden Arzt abgesprochen werden.

! Johanniskraut verändert die Wirksamkeit vieler anderer Medikamente, was zu unerwarteten Komplikationen führen kann.

4 Nichtmedikamentöse Therapieverfahren

Psychotherapie

Unter Psychotherapie versteht man die Behandlung eines Menschen mit psychologischen Methoden. Die bewusste Auseinandersetzung mit den Ursachen und Auslösern der psychischen Erkrankung und/oder das gezielte Einüben neuer Verhaltensweisen stehen dabei im Vordergrund.

Für eine psychotherapeutische Behandlung ist ein gewisses Maß an Stabilität nötig, da diese voraussetzt, dass ein (Gesprächs-)Kontakt mit dem Therapeuten für einen längeren Zeitraum (meist ca. 50 min) aufrechterhalten werden kann. Bei sehr stark ausgeprägter Symptomatik ist daher in der akuten Krankheitsphase eine psychotherapeutische Behandlung schwierig. In diesem Fall kann es sinnvoll sein, mit einer Psychotherapie erst zu beginnen, wenn die Symptomatik (z. B. aufgrund einer erfolgreichen medikamentösen Behandlung) etwas abgenommen hat.

Neben einer Vielzahl verschiedener Behandlungsansätze unterscheidet man in der Psychotherapie zwei Hauptströmungen:

Tiefenpsychologische Verfahren. Ziel der tiefenpsychologischen Verfahren (z. B. Psychoanalyse) ist es, die meist unbewussten Konflikte, die für die Entstehung psychischer Erkrankungen verantwortlich gemacht werden, bewusst zu machen und zu bearbeiten. Hier steht vor allem die Bearbeitung der mitbedingenden psychologischen Ursachen der Erkrankung im Vordergrund.

Verhaltenstherapeutische Verfahren. Die verhaltenstherapeutischen Verfahren setzen direkt am Erleben und Verhalten an, d. h. es werden in der Therapie problematische Verhaltensweisen identifiziert, die dann im Laufe der Therapie durch angemessene ersetzt werden sollen. Die Ausbildung und Förderung von Fähigkeiten spielt dabei eine entscheidende Rolle.

Psychoedukation

Als einer der wichtigsten Therapiebausteine in der Behandlung der manisch-depressiven Erkrankung wird (neben der medikamentösen Behandlung) die Psychoedukation angesehen. Im Rahmen einer Psychoedukation werden dem Patienten relevante Informationen über seine Erkrankung und deren Behandlung vermittelt (Manuale: u.a. Erfurth et al. 2005, Schaub et al. 2004).

Viele Patienten erleben es als Entlastung, Informationen über ihre Erkrankung zu bekommen. Auch die zuverlässige Einhaltung der Therapie (z. B. regelmäßige Einnahme der Medikamente) kann durch Psychoedukation gefördert werden: Wenn der Betroffene versteht, was die Medikamente bewirken, wird seine Motivation zur Medikamenteneinnahme höher sein. Eine genaue Information für Patienten und Angehörige über die Erkrankung sowie über mögliche Frühwarnzeichen (s. Exkurs S. 74) kann außerdem helfen, eine erneute Krankheitsphase frühzeitig abzufangen. Ein besserer Umgang mit der Erkrankung, der Abbau von Unsicherheiten sowie emotionale Entlastung sind weitere wichtige Ziele einer Psychoedukation (Abb. **12**).

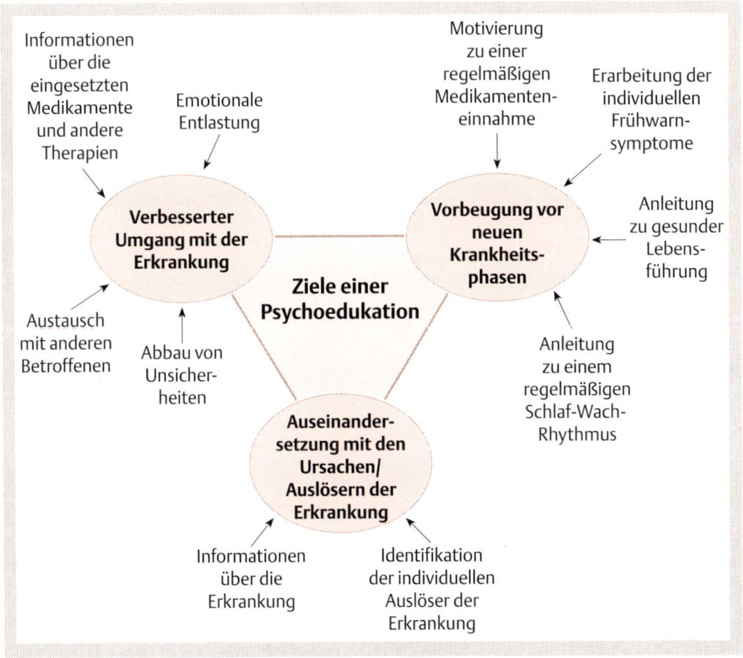

Abb. **12** Mögliche Ziele einer Psychoedukation bei bipolaren Störungen.

Hinweis Günstig ist eine Vermittlung der relevanten Information im Rahmen einer Psychoedukationsgruppe, die meist von Ärzten oder Psychologen geleitet wird. Es ergibt sich dabei für die Patienten auch die Möglichkeit, sich untereinander auszutauschen und von den Erfahrungen anderer Betroffener zu profitieren.

Eine Teilnahme an einer Psychoedukationsgruppe sollte idealerweise für alle Patienten möglich sein, dies wird allerdings aus Zeit- und Kostengründen häufig nicht realisiert. Wichtig ist jedoch, dass dem Patienten z. B. im Rahmen der Arztgespräche zumindest die wichtigsten Informationen über die Erkrankung vermittelt werden.

Exkurs: Frühwarnzeichen

Bei vielen Patienten treten vor jeder Krankheitsepisode (des gleichen Pols der Erkrankung) typische Veränderungen auf, die individuell verschieden sind. Sie können beim einzelnen Patienten als „Frühwarnzeichen" genutzt werden, um eine drohende Neuerkrankung frühzeitig zu erkennen und eine voll ausgeprägte Phase durch rechtzeitiges Einleiten von Gegenmaßnahmen zu verhindern. Es kann sich dabei beispielsweise um Schlafstörungen, vermehrte Reizbarkeit oder eine Veränderung der Rauchgewohnheiten handeln.

! Eine umfassende Aufklärung der Betroffenen durch Psychoedukation ist ein bedeutsamer Bestandteil der Behandlung bipolarer Störungen.

Spezielle Psychotherapieansätze

An psychotherapeutischen Behandlungsverfahren haben sich für die Behandlung der bipolaren Erkrankung die interpersonelle und soziale Rhythmustherapie, die familienfokussierte Therapie sowie speziell zur Behandlung der Depressionen die kognitive Verhaltenstherapie als wirksam erwiesen. Psychoedukation wird in allen drei Therapieansätzen als wichtiger Therapiebaustein angesehen.

Interpersonelle und soziale Rhythmustherapie. Die interpersonelle und soziale Rhythmustherapie konzentriert sich auf die Beziehung des Patienten zu wichtigen Menschen seiner Umgebung und auf die Wechselwirkung zwischen Beziehungsstörungen und der depressiven Verstimmung. Aufgrund der Annahme, dass sich ein regelmäßiger Lebensrhythmus positiv auf die Erkrankung auswirkt, werden die Betroffenen außerdem dabei unterstützt, ihren Tagesablauf zu strukturieren und in einen konstanten Rhythmus zu bringen.

Familienfokussierte Therapie. In der familienfokussierten Therapie wird angenommen, dass die Interaktionsstile innerhalb der Familie einen entscheidenden Einfluss auf den Verlauf der Erkrankung haben können. Deshalb soll diese Therapieform vor allem dazu dienen, die Interaktionen und Kommunikationsstile innerhalb der Familie zu verbessern. Wichtige Therapieelemente sind dabei neben der Psychoedukation die Verbesserung der Problemlösefähigkeiten sowie ein Kommunikationstraining.

Kognitive Verhaltenstherapie. Bei der kognitiven Verhaltenstherapie stehen zwei Ansatzpunkte im Vordergrund: Das Verhalten und die Kognitionen (= Gedanken, Vorstellungen, Wahrnehmungen). Grundlage ist die Annahme, dass sich Gedanken, Gefühle und Verhalten jeweils wechselseitig beeinflussen. Als wichtige Therapieelemente zur Behandlung der Depression werden z. B. die folgenden Strategien eingesetzt: Es werden schrittweise mehr angenehme Tätigkeiten in den Tagesablauf integriert (Aufbau positiver Aktivitäten). Hier soll vor allem die Antriebsschwäche überwunden und durch mehr Erfolgserlebnisse eine Verbesserung der Stimmung erreicht werden. Weiterhin werden typische depressive Kognitionen, welche die Stimmung negativ beeinflussen, therapeutisch bearbeitet. Es handelt sich z. B. um den automatischen Gedanken: „Wenn etwas gut geht, ist es Zufall, wenn etwas schief geht, ist es mein persönliches Versagen." Derartige Gedanken lassen sich durch kritisches Infragestellen und Abwägen sachlicher Argumente beseitigen oder zumindest relativieren.

Auch bei der Maniebehandlung können z. B. typische Kognitionen in der Therapie identifiziert und therapeutisch bearbeitet werden. Psychoedukative Elemente sind ein besonders wichtiger Bestandteil der kognitiven Verhaltenstherapie bei Manien.

> Eine Psychotherapie kann die medikamentöse Behandlung einer bipolaren Erkrankung meist nicht ersetzen, sondern stellt eine sinnvolle Ergänzung zur rein biologischen Therapie dar.

Lichttherapie

In der Behandlung der saisonal abhängigen Depression („Winterdepression“) hat sich in den letzten Jahren eine zusätzliche Behandlung mit hellem Licht mehr und mehr durchgesetzt. Dieses ersetzt gewissermaßen das in den Herbst- und Wintermonaten fehlende natürliche Licht. Praktisch wird die Behandlung so durchgeführt, dass der Patient – am besten in den Morgenstunden – mindestens 30 min vor einem hellen Leuchtschirm (mindestens 2500 Lux) sitzt. Mit einem Therapieerfolg ist nach ca. 1 Woche zu rechnen.

Vorteil des Verfahrens ist die Nebenwirkungsfreiheit (ultraviolette und infrarote Strahlen sind zum Schutz der Augen ausgefiltert). Nachteil ist der relativ hohe technische und zeitliche Aufwand. Es liegt nahe, bei bekannten, wiederkehrenden Depressionen im Herbst/Winter eine Lichttherapie auch prophylaktisch einzusetzen.

Schlafentzug (Wachtherapie)

Es mag zunächst überraschen, dass Schlafentzug die Stimmung verbessern kann – vor allem bei depressiven Patienten, die ohnehin oft an Schlafstörungen leiden. Der völlige oder teilweise Entzug des Nachtschlafs hat sich aber in der Behandlung depressiver Zustandsbilder gut bewährt, insbesondere als Begleittherapie bei depressiven Patienten mit ausgeprägten Tagesschwankungen (Morgentief). Wichtig bei der Schlafentzugsbehandlung, die auch als Wachtherapie bezeichnet wird, ist, dass der Patient während des Schlafentzugs nicht auch nur für kurze Zeit einschläft, da dies den Effekt zunichte machen kann. Außerdem sollte er am darauf folgenden Tag nicht tagsüber schlafen, sondern erst wie üblich, am Abend zu Bett gehen. Der Erfolg ist am Tag nach der durchwachten Nacht am deutlichsten und nimmt am darauffolgenden Tag wieder ab, nachdem wieder „normal“ geschlafen wurde. Meist bleibt eine „teilweise Besserung“ bestehen, die sich bei wiederholter Durchführung des Schlafentzugs sozusagen aufaddieren kann, bis ein wesentlicher Fortschritt erreicht ist.

> Es gibt Hinweise darauf, dass durch die Wachtherapie bei Patienten mit manisch-depressiven Erkrankungen ein Umschlagen (Switch) in eine Hypomanie oder Manie ausgelöst werden kann. Dieses Risiko ist bei Patienten mit Rapid Cycling besonders hoch. Daher sollte das Verfahren nur mit besonderer Vorsicht angewendet und die Stimmungslage des Patienten genau beobachtet werden. Durch die Kombination von Schlafentzügen mit einem Mood Stabilizer (z. B. Lithium) kann das Switch-Risiko reduziert werden.

Man unterscheidet verschiedene Formen von Schlafentzug:

Kompletter Schlafentzug: Hierbei geht der Patient gar nicht zu Bett und bleibt die ganze Nacht wach.

Partieller Schlafentzug: Der Patient geht normal zu Bett, wird aber gegen 1 Uhr morgens (zwischen 0 und 2 Uhr) geweckt und bleibt danach wach.

Selektiver Schlafentzug: Während des Schlafes wird eine Dauer-EEG-Ableitung (Elektroenzephalographie, Messung der Hirnströme) vorgenommen. Der Patient wird nur in bestimmten Schlafphasen, den REM-Phasen (Phase der schnellen Augenbewegungen) geweckt. Dieses Verfahren hat aufgrund seines großen technischen Aufwands keine praktische Bedeutung.

Schlafentzug mit anschließender Schlafphasenvorverlagerung: Der Patient bleibt die erste Nacht wach, schläft am nächsten Tag von 17 – 24 Uhr, in der dritten Nacht von 18 – 1 Uhr und verschiebt seine Schlafenszeit täglich um eine weitere Stunde, bis nach ca. 1 Woche die normale Schlafzeit wieder erreicht ist. Ein entscheidender Vorteil dieses Verfahrens ist, dass dem Patienten nur einmal ein kompletter Schlafentzug zugemutet werden muss, er in den folgenden Nächten dagegen eine normale Schlafdauer hat (wenn auch zu unterschiedlichen Uhrzeiten).

Bis auf die zuletzt genannte Form des Schlafentzugs (Schlafentzug mit anschließender Schlafphasenvorverlagerung), bei der sich die Schlafzeit an mehreren aufeinander folgenden Tagen verschiebt, werden die Schlafentzüge in der Regel 3 x pro Woche – mit jeweils einer Nacht Pause – durchgeführt.

In der Praxis erweist es sich als schwierig, einen Schlafentzug alleine „durchzuhalten" und nicht doch – zumindest für kurze Zeit – einzuschlafen. Aus diesem Grund wird eine Schlafentzugsbehandlung meist unter stationären Bedingungen durchgeführt, idealerweise von mehreren Patienten zusammen. Es ist möglich, dass ambulant behandelte Patienten nur jeweils für die Nacht, eben zum Schlafentzug, in die Klinik kommen.

Elektrokrampftherapie (EKT)

Dieses in einer breiten Öffentlichkeit auch unter der irreführenden Bezeichnung „Elektroschock" bekannte Behandlungsverfahren ist leider aufgrund falscher Vergleiche mit brutalen Foltermethoden in Verruf geraten und wird deshalb sicher seltener eingesetzt, als es sinnvoll wäre.

Ganz im Gegensatz zu weit verbreiteten Vorstellungen handelt es sich dabei um ein effektives (und schnell wirksames), außerdem schonendes und nebenwirkungsarmes Therapieverfahren für schwere, vor allem wahnhafte Depressionen. Bei Manien ist die EKT ebenfalls sehr wirksam, hat hierbei aber geringere praktische Bedeutung.

Elektrokrampfbehandlungen in größeren zeitlichen Abständen könnten auch in der Rezidivprophylaxe wirksam sein. Für diese Indikation gibt es bisher nur wenige Untersuchungen.

Beim Elektrokrampf handelt es sich um nichts anderes als einen durch Anwendung von elektrischem Strom künstlich ausgelösten epileptischen Anfall. Er wird in Kurznarkose und unter medikamentöser Muskelentspannung herbeigeführt. Dadurch ist er kaum sichtbar und vor allem erheblich risikoärmer als ein „normaler" Anfall eines Epilepsiepatienten.

Bevorzugt wird die unilaterale Reizung, das heißt die Anwendung des elektrischen Stromes nur über einer (der nichtdominanten) Gehirnhälfte. In Ausnahmefällen wird auch die bilaterale Reizung angewandt, bei der Strom durch beide Gehirnhälften fließt. Die Elektroden werden über die Schläfe und auf der Kopfhaut bzw. über beiden Schläfen aufgesetzt. In der Regel wird die Elektrokrampftherapie in Serien von 6–12 Anwendungen (2–3 pro Woche) durchgeführt. Danach kann eine Erhaltungstherapie sinnvoll sein, um einen Rückfall zu vermeiden. Dabei werden die Abstände zwischen den EKT-Behandlungen immer größer, bis beispielsweise nur noch eine EKT-Behandlung im Monat stattfindet.

Als Nebenwirkungen kommen gelegentlich kurzfristige Gedächtnislücken für die Zeit vor und nach dem ausgelösten Anfall vor, seltener kurzfristige Verwirrtheitszustände. Zusätzlich können kurzzeitig Kopfschmerzen, Übelkeit, Erbrechen sowie Muskelkater auftreten.

Organische Hirnschäden werden durch die EKT – zumindest in ihrer modernen Form – nach neueren Untersuchungen nicht verursacht.

> **Hinweis** Aufgrund ihrer – im Vergleich zur medikamentösen Behandlung – eher geringen Nebenwirkungen ist die EKT gerade für körperlich kranke und alte Patienten, nach Meinung mancher Experten sogar für Schwangere ein besonders geeignetes, weil schonendes Verfahren.

Transkranielle Magnetstimulation (TMS)

Einige wissenschaftliche Untersuchungen sprechen dafür, dass auch die so genannte transkranielle Magnetstimulation (transkraniell = durch den Schädel hindurch) bei Depressionen und eventuell auch in der Behandlung von manischen Episoden im Rahmen bipolarer Erkrankungen wirksam sein könnte. Da noch keine ausreichenden Studienergebnisse zur TMS bei manisch-depressiven Erkrankungen vorliegen, kann die Wirksamkeit noch nicht abschließend beurteilt werden.

Die TMS wird mithilfe einer Magnetspule über dem Kopf durchgeführt. Das Verfahren basiert auf der Stimulation kortikaler Nervenzellen (= Nervenzellen in der Hirnrinde) mithilfe eines starken, zeitlich veränderlichen Magnetfeldes. Durch das schnell veränderliche Magnetfeld werden die Nervenzellen nach dem physikalischen Prinzip der Induktion in ihrer elektrischen Aktivität beeinflusst.

Die transkranielle Magnetstimulation ist ein sehr risikoarmes Verfahren. Als häufigste unerwünschte Wirkungen treten vorübergehende Kopfschmerzen auf.

Vagusnerv-Stimulation

Ein weiteres Verfahren, das bezüglich seiner Wirksamkeit bei der Behandlung affektiver Störungen untersucht wird, ist die Vagusnerv-Stimulation. Dabei wird einer der Hirnnerven, der so genannte Vagusnerv, durch elektrische Impulse stimuliert. Der Stimulator wird dazu – einem Herzschrittmacher vergleichbar – unter die Haut der linken Brustwand implantiert. Bisher liegen jedoch noch zu wenige Untersuchungen vor, um die Wirksamkeit dieses Verfahrens bei affektiven Störungen endgültig zu beurteilen.

5 Nützliche Tipps

In diesem Kapitel werden einige praktische Hinweise gegeben, die beim Umgang mit manisch-depressiven Erkrankungen hilfreich sein können.

Regelmäßige Einnahme der Medikamente: Eine regelmäßige Einnahme der Medikamente ist sehr wichtig, um eine stabile Stimmungslage zu erreichen. Es kann dabei hilfreich sein, mit bestimmten Strategien ein Vergessen der Einnahme zu verhindern, zum Beispiel die Medikamente (unter Berücksichtigung der Einnahmehinweise) immer vor dem Zähneputzen, direkt vor oder nach dem Essen, oder nach der abendlichen Nachrichtensendung einzunehmen. Es kann auch helfen, die Medikamente an einem Ort aufzubewahren, wo man sie häufiger sieht (z. B. auf dem Kühlschrank).

Frühzeitige Behandlung: Es ist sehr wichtig, die Erkrankung möglichst frühzeitig zu behandeln. Das heißt, dass sich Patienten, bei denen die Diagnose bisher noch nicht gestellt wurde, die aber Symptome der bipolaren Erkrankung aufweisen, möglichst frühzeitig untersuchen lassen sollten. Patienten, bei denen die Diagnose bereits gestellt wurde, sollten im Falle eines Wiederauftretens manischer oder depressiver Symptome nicht zu lange warten, bis sie den Arzt aufsuchen. Je eher die Erkrankung adäquat behandelt werden kann, umso wahrscheinlicher ist eine rasche, vollständige und anhaltende Genesung zwischen den Krankheitsphasen.

Regelmäßiger Lebensrhythmus: Es gibt viele Hinweise darauf, dass sich ein unregelmäßiger Lebensrhythmus (insbesondere Schlaf-Wach-Rhythmus) ungünstig auf den Verlauf der manisch-depressiven Erkrankung auswirkt. Regelmäßige Schlaf- und Wachzeiten und ein geregelter Tagesablauf sind daher besonders wichtig.

Sport: Sport ist auch unter einer Behandlung mit Mood Stabilizern nicht nur erlaubt, sondern sogar wünschenswert, da körperliche Betätigung stimmungsstabilisierend wirken kann. Dabei sollte auf eine ausreichende Flüssigkeitszufuhr geachtet werden.

Ernährung: Eine ausgewogene Ernährung ist im Zusammenhang mit der manisch-depressiven Erkrankung wichtig, da einige der eingesetzten Medikamente mit einer Gewichtszunahme verbunden sein können und die Gefahr der Entwicklung eines metabolischen Syndroms (siehe S. 70) besteht.

Stimmungskalender: Beim Umgang mit der manisch-depressiven Erkrankung kann es sehr hilfreich sein, einen Stimmungskalender (ein so genanntes Life-Chart) zu führen (Abb. **13**). In einen solchen Stimmungskalender werden jeden Tag die eingenommenen Medikamente, die aktuelle Stimmung, sonstige Symptome und wichtige Lebensereignisse eingetragen. Das hat zum einen den Vorteil, dass der behandelnde Arzt schnell einen Überblick über den Verlauf der Erkrankung bekommt, ohne dass der Verlauf im Rückblick „verzerrt" wird. Zum anderen ist es für den Patienten selbst eine gute Möglichkeit, die eigene Stimmung zu beobachten und den Beginn einer neuen Krankheitsphase frühzeitig zu erkennen. Je früher das Auftreten einer neuen Krankheitsphase erkannt wird, umso effektiver können notwendige Gegenmaßnahmen ergriffen und eine neue Krankheitsphase eventuell noch verhindert werden. Ein Stimmungskalender bietet für den Patienten unter Umständen auch die Möglichkeit, seine Erkrankung besser zu verstehen, da der Zusammenhang zwischen dem Auftreten von Krankheitssymptomen und relevanten Belastungen (z. B. Lebensereignisse, siehe S. 33) bzw. einer unregelmäßigen Medikamenteneinnahme oft unmittelbar aus den Aufzeichnungen deutlich wird.

Krisenplan: Treten erste Anzeichen einer neuen Krankheitsphase auf (so genannte Frühwarnzeichen, siehe Exkurs S. 74), so kann unter Umständen eine stärkere Ausprägung der Krankheitssymptome durch geeignete Gegenmaßnahmen verhindert werden. Dazu ist es wichtig, die eigenen individuellen Frühwarnzeichen zu identifizieren und sich bereits in gesunden Zeiten in Absprache mit dem Arzt zu überlegen, wie solche Gegenmaßnahmen im Krisenfall aussehen können. Es kann hilfreich sein, diese Informationen in einem Krisenplan schriftlich festzuhalten. Wichtig ist, dass die enthaltenen Informationen klar dargestellt sind und im Ernstfall sowohl dem Patienten als auch den Angehörigen zur Verfügung stehen (der Krisenplan also nicht erst gesucht werden muss). Ein Beispiel für einen Krisenplan bei manischen Krankheitsphasen ist in Abb. **14** *oben* dargestellt.

Tage des Monats				1	2	3	4	5	6	7	8	9	10	11	12	13	14	15	16
Manie	SCHWER	unfähig, etwas zu tun	hospitalisiert																
	MÄßIG	einige Schwierigkeiten mit zielgerichteten Aktivitäten																	
	LEICHT	energiegeladener, produktiver, keine/geringe Beeinträchtigung																	
ausgeglichene Stimmung																			
Depression	LEICHT	kann alles mühelos tun																	
	MÄßIG	kann alles mit einiger Mühe tun																	
	SCHWER	unfähig, etwas zu tun	hospitalisiert																
gereizte Stimmung																			
Komorbide Symptome																			
Lebensereignisse																			
Medikament	Dosis pro Tablette (in mg)		Bitte alle Medikamente (Psychopharmaka und andere) notieren	Bitte eintragen: Gesamtzahl der pro Tag eingenommenen Tabletten (pro Medikament)															
Menstruation																			

Tage des Monats				17	18	19	20	21	22	23	24	25	26	27	28	29	30	31
Manie	SCHWER	unfähig, etwas zu tun	hospitalisiert															
	MÄßIG	einige Schwierigkeiten mit zielgerichteten Aktivitäten																
	LEICHT	energiegeladener, produktiver, keine/geringe Beeinträchtigung																
ausgeglichene Stimmung																		
Depression	LEICHT	kann alles mühelos tun																
	MÄßIG	kann alles mit einiger Mühe tun																
	SCHWER	unfähig, etwas zu tun	hospitalisiert															
gereizte Stimmung																		
Komorbide Symptome																		
Lebensereignisse																		
Medikament	Dosis pro Tablette (in mg)		Bitte alle Medikamente (Psychopharmaka und andere) notieren	Bitte eintragen: Gesamtzahl der pro Tag eingenommenen Tabletten (pro Medikament)														
Menstruation																		

Abb. **13** Stimmungskalender (modifiziert nach Erfurth et al. 2005). Teil 1: Tage 1 – 16 des Monats, Teil 2: Tage 17 – 31 des Monats.

Krisenplan Manie

Was kann ich tun, wenn ich erste Anzeichen einer manischen Krankheitsphase bemerke?

1. **Frühwarnzeichen ernst nehmen**
   Meine Frühwarnzeichen:

2. **Vertrauensperson kontaktieren**
   Name (und ggf. Telefonnummer) der Vertrauensperson:

3. **Stress reduzieren**
   Verhalten, das ich in dieser Situation vermeiden sollte:

   Verhalten, das mir in dieser Situation gut tut:

4. **Arzt oder Psychotherapeut konsultieren**
   Nervenarzt: Telefonnummer:
   Psychotherapeut: Telefonnummer:
   Hausarzt: Telefonnummer:

Vertrag

Bevor meine Erkrankung ausbricht ändert sich mein Verhalten und mein Befinden und es treten erste Frühwarnzeichen auf. Da einige Frühwarnzeichen von anderen eher bemerkt werden können, als von mir selbst, bitte ich meine oben angegebene Vertrauensperson auf meine (ebenfalls oben angegebenen) Frühwarnzeichen zu achten und mich darauf aufmerksam zu machen. Sind folgende Kriterien erfüllt

____

____

____

und bin ich nicht bereit meinen Arzt aufzusuchen, so bitte ich meine Vertrauensperson ggf.

- meinen Arzt zu informieren
- meine Kreditkarte einzubehalten
- den Zugriff auf mein Konto zu sperren
- mich zu drängen, zu meinem Nervenarzt zu gehen
- mich im Notfall gegen meinen Willen in die Klinik zu bringen sowie
- ____________________________

____________________ ____________________
(Datum, Unterschrift des Betroffenen) (Datum, Unterschrift der Vertrauensperson)

Abb. **14** Krisenplan Manie (in Anlehnung an Schaub et al. 2004).

Absprache mit den Angehörigen: Ein großes Problem bei der Behandlung von manisch-depressiven Erkrankungen stellt die häufig fehlende Krankheitseinsicht der Patienten in der akuten Manie dar. Oft fühlen sich die Angehörigen völlig hilflos, weil sich der Betroffene gegen eine Behandlung wehrt und sie vor einer Benachrichtigung des Arztes gegen den Willen des Patienten zurückschrecken. Häufig fühlen sich die Angehörigen zu Beginn einer neuen Krankheitsphase auch unsicher, ob eine Behandlung notwendig ist. Hier kann es hilfreich sein, wenn der Patient in gesunden Zeiten mit seinen Angehörigen eine Vereinbarung trifft, wie diese sich verhalten sollen, wenn sie Anzeichen einer neuen Krankheitsepisode erkennen. Wurde zum Beispiel vorher in beiderseitigem Einverständnis besprochen, dass bei Auftreten bestimmter Symptome der Arzt von den Angehörigen alarmiert werden soll, auch wenn der Patient dies in der momentanen Situation nicht einsieht, so wird den Angehörigen diese wichtige Entscheidung leichter fallen. Ein Beispiel für eine solche Vereinbarung ist in Abb. **14** *unten* dargestellt. Selbstverständlich kann diese auch individuell gestaltet werden. Wichtig sind klare Kriterien, unter denen die Vereinbarung in Kraft treten soll.

6 Die einzelnen Mood Stabilizer: Hinweise zur Behandlung

Lithium

Lithium ist ein in der Natur vorkommendes chemisches Element aus der Reihe der Alkalimetalle und wird als Medikament in Form von Salzen verabreicht, z. B. als Lithiumcarbonat, Lithiumacetat oder als Lithiumsulfat. Die Wirkung ist hierbei im Prinzip immer die Gleiche – entscheidend ist das im Salz enthaltene Lithiumion.

Erste therapeutische Effekte von Lithium bei depressiven Patienten wurden bereits im 19. Jahrhundert berichtet. Seine antimanische Wirkung wurde 1949 und seine prophylaktische Wirksamkeit bei affektiven Störungen in den 60er Jahren entdeckt.

! Seit 50 Jahren hat sich Lithium als Mood Stabilizer bewährt und gilt weiterhin als der „Gold Standard".

Klinische Wirkung von Lithium

Lithium wirkt in allen Stadien des Krankheitsverlaufs. Sowohl in der Akuttherapie als auch in der Erhaltungstherapie und Rezidivprophylaxe. In der Akuttherapie der Manie ist bereits Lithium allein hochwirksam. Falls kein ausreichender Erfolg mit Lithium erreicht wird, eignet es sich gut zur Kombination mit weiteren Medikamenten.

Auch in der Akutbehandlung der Depression ist Lithium sowohl allein als auch in Kombination mit anderen Medikamenten wirksam. Häufig wird Lithium als Zusatztherapie zu einem Antidepressivum verabreicht. Ein hoher Anteil von Patienten, für die ein Antidepressivum allein nicht ausreichend wirksam ist, spricht sehr gut an, wenn zusätzlich Lithium gegeben wird (man spricht auch von einer Lithiumaugmentation). Aufgrund der stimmungsstabilisierenden Eigenschaften von Lithium hat diese Strategie darüber hinaus einen weiteren Vorteil: Durch manche Antidepressiva kann das direkte Umschlagen von einer Depression in eine Manie (Switch) begünstigt werden. Mit Lithium wird diese ungewollte Wirkung unter Umständen verhindert.

Nach Abklingen der Manie oder Depression verringert Lithium die

Tabelle **10** Mögliche Einsatzgebiete von Lithium*

- Behandlung von Manien
- Behandlung von Depressionen
- Rezidivprophylaxe bei bipolaren Erkrankungen
- Suizidprophylaxe

- Behandlung von therapieresistenten Depressionen
- Rezidivprophylaxe bei unipolaren Depressionen
- Behandlung von Clusterkopfschmerz

* Die genannten Indikationen sind nicht notwendigerweise offiziell zugelassen.

Wahrscheinlichkeit für das Wiederauftreten des Krankheitsbildes. Dieser Schutz besteht, solange Lithium eingenommen wird. Die klinische Erfahrung zeigt, dass es häufig bis zu einem Jahr dauert, bis unter Lithium die volle prophylaktische Wirkung offensichtlich wird. Meist kann man erst dann und im weiteren Verlauf beurteilen, ob sich die Phasenhäufigkeit im Vergleich zum Verlauf vor der Behandlung verringert hat.

Etwa 10–20 % der manisch-depressiven Patienten versterben ohne Behandlung früher oder später an einem Suizid. Lithium scheint im Vergleich zu den anderen stimmungsstabilisierenden Therapien die Suizidrate besonders stark zu senken. Eine Zusammenfassung der wichtigsten klinischen Wirkungen von Lithium ist in Tab. **10** angegeben.

Einnahme von Lithium

Die genaue Dosierungsempfehlung für Lithium richtet sich nach der Konzentration des Lithiums im Blut. Lithium ist nur in einem relativ engen Bereich wirksam und sicher. Regelmäßige Kontrollen des Blutspiegels sind daher notwendig, um eine zu geringe oder zu hohe Lithiumkonzentration im Blut zu vermeiden. Für die Rezidivprophylaxe liegt der therapeutisch wirksame Bereich – gemessen ca. 12 h nach der letzten Tabletteneinnahme – zwischen 0,6 und 0,8 (auch bis zu 1,0) mmol/l. Diese Konzentrationen werden in der Regel mit einer Dosis von 12–42 mmol/Tag erreicht. Eine neuere Untersuchung gibt Hinweise darauf, dass zur Verhinderung depressiver Krankheitsphasen eher ein niedriger Lithiumspiegel wirksam ist, dagegen ist zur Verhinderung manischer Zustandsbilder eine eher höhere Lithiumkonzentration notwendig.

Es gibt im Wesentlichen zwei Formen von Lithiumtabletten, Normal- und Retardtabletten. Bei den Retardtabletten wird das Lithium etwas langsamer freigesetzt. Dadurch schwanken die Blutspiegel etwas weniger als bei den Normalpräparaten.

Die Tagesdosis wird bei beiden Formen in der Regel auf zwei Einnahmen verteilt (meist morgens und abends). Lithium kann vor, während oder nach den Mahlzeiten eingenommen werden, wobei die Einnahme während und nach dem Essen bei Magen-Darm-Problemen günstiger sein kann. Die Lithiumtabletten sollten zusammen mit reichlich Flüssigkeit eingenommen werden. Günstig ist es auch, die Einnahme fest in den Tagesablauf einzuplanen – Lithium also beispielsweise immer vor dem Zähneputzen zu nehmen – um Einnahmefehler zu vermeiden.

Insgesamt ist eine regelmäßige Einnahme wichtig. Es ist aber davon abzuraten, Tabletten, die man vergessen hat, „nachzuholen", also zusätzlich zur geplanten Dosis zu nehmen. In aller Regel ist es in diesem Fall am besten, mit der Standarddosis fortzufahren.

Gegenanzeigen

Lithium darf nicht eingenommen werden (so genannte Kontraindikation) bei Vorliegen einer Niereninsuffizienz, schweren Herzfunktionsstörungen, Erkrankungen mit gestörtem Natriumhaushalt sowie bei Vorliegen einer Addison-Erkrankung (Erkrankung der Nebennierenrinde) oder bei gleichzeitiger Durchführung einer kochsalzarmen Diät.

Weiterhin bestehen bei der Einnahme von Lithium Anwendungsbeschränkungen bei Vorliegen von Herz- und Nierenfunktionsstörungen, Herz-Rhythmusstörungen, einer Schilddrüsenunterfunktion, bestimmten Autoimmun- und Krebserkrankungen (Myasthenia gravis, myeloische Leukämie), Schuppenflechte (Psoriasis), bestimmten neurologischen Erkrankungen (z. B. zerebrale Krampfleiden) sowie einem reduzierten Allgemeinzustand (d. h. wenn der Patient stark geschwächt oder stark unterernährt ist) oder einer Narkose (z. B. vor einer Operation oder einer Elektrokrampftherapie). Genaue Hinweise für das jeweilige Präparat sollten der Packungsbeilage entnommen werden.

Anwendungsbeschränkungen bestehen auch bei Patienten, die mit Medikamenten behandelt werden müssen, für die Wechselwirkungen mit Lithium bekannt sind (siehe unten). Zur Einnahme von Lithium während Schwangerschaft und Stillzeit siehe S. 92 ff.

! Während einer Lithiumbehandlung ausreichende Natriumzufuhr sicherstellen: das heißt kochsalzarme Diät vermeiden!

Wechselwirkungen mit anderen Arzneimitteln

Arzneimittel, die gleichzeitig (oder einige Stunden oder Tage) nacheinander eingenommen werden, können sich in ihrer Wirkung gegenseitig verstärken oder abschwächen. Lithium wird über die Niere ausgeschieden. Deshalb kommt es vor allem mit Medikamenten, welche die Nierenfunktion verändern, zu Wechselwirkungen. Dies gilt vor allem für die so genannten Diuretika (harntreibende Mittel), insbesondere die thiazidhaltigen Diuretika, die häufig bei Bluthochdruck oder Ödemen (Flüssigkeitsansammlungen im Gewebe) verschrieben werden. Manchmal werden Diuretika auch in radikalen Schlankheitskuren verwendet (davon ist während einer Lithium-Behandlung dringend abzuraten!). Auch weitere Medikamente zur Blutdrucksenkung wie ACE-Hemmer und Kalziumantagonisten können den Lithiumspiegel beeinflussen. Auch bei der Kombination von Lithium mit anderen Medikamenten, die psychische Wirkungen aufweisen, kann es zu Wechselwirkungen kommen. Vor allem aber kann die gleichzeitige Einnahme mancher Schmerz- und Rheumamittel zu einer kritischen Steigerung des Lithiumspiegels führen. Dies gilt auch für nicht verschreibungspflichtige Schmerzmittel. In jedem Fall ist es wichtig, mit dem Arzt das Risiko für Wechselwirkungen zu besprechen, wenn zusätzliche Medikamente eingenommen werden. Zu beachten ist auch, dass sich der Lithiumspiegel ändern kann, wenn man Medikamente, die man seit längerem eingenommen hat, weglässt oder die Dosis ändert.

Unerwünschte Wirkungen von Lithium

Bei einem Teil der Patienten treten unter einer Lithiumtherapie unerwünschte Wirkung (Nebenwirkungen) auf, die subjektiv beeinträchtigen können. In diesen Fällen ist es wichtig, die Vorteile einer Lithiumtherapie gegen die Beeinträchtigung durch die Nebenwirkungen abzuwägen. Eventuell ist es nötig, die Dosis etwas zu reduzieren oder die Therapie zu wechseln. Die häufigsten Nebenwirkungen unter Lithium sind Gewichtszunahme (ca. 30%), Harndrang und starker Durst (ca. 30%), sowie leichtes Zittern (ca. 20%; Tab. **11**). Bei etwa 10% der Patienten kommt es vor allem bei Therapiebeginn zu leichter Übelkeit oder leichten Bauchschmerzen oder zu subjektiver Muskelschwäche (die tatsächliche Kraft bleibt erhalten). Im weiteren Behandlungsverlauf entwickelt sich bei ca. 10% eine Neigung zu Durchfall (Diarrhöe) oder eine Struma (Vergrößerung der Schilddrüse). Die Struma kann mit einer Schilddrüsenunterfunktion (Hypothyreose) in Zusammenhang stehen. In jedem Fall ist es notwendig, die Schilddrüsenwerte regelmäßig zu überwachen und ggf. Schilddrüsenhor-

Tabelle **11** Häufige unerwünschte Wirkungen unter Lithium

- Gewichtszunahme (ca. 30 %)
- Harndrang und starker Durst (ca. 30 %)
- leichtes Zittern der Finger (so genannter Tremor, ca. 20 %)
- Struma = Vergrößerung der Schilddrüse, (ca. 10 %, manchmal in Verbindung mit einer Schilddrüsenunterfunktion (ca. 3 – 5 %)
- Durchfall (ca. 10 %)
- leichte Übelkeit, leichte Bauchschmerzen (ca. 10 %, meist nur zu Beginn der Behandlung)
- subjektive Muskelschwäche (ca. 10 %)

mone zu verabreichen. Bei Durchfall kann die Einnahme von Lithium in Form einer nicht-retardierten Normaltablette u.U. zu einer besseren Verträglichkeit führen. Es können unter Lithium auch eine Verminderung der Libido (d.h. des sexuellen Verlangens) oder Potenzprobleme auftreten.

Überdosierung und Lithiumintoxikation

Unter normalen Umständen ist das Risiko für starke Schwankungen des Lithiumspiegels nicht groß. Falls aber die Balance zwischen Aufnahme und Ausscheidung von Lithium nachhaltig aus dem Gleichgewicht gerät (s. u.), kann eine Lithiumvergiftung drohen. Eine Lithiumvergiftung (Lithiumintoxikation) kann sehr schwer wiegende Folgen haben oder sogar lebensbedrohlich sein. Bei einem zu hohen Lithiumspiegel oder einer drohenden Intoxikation sind die Patienten meist schläfrig, können sich schlecht konzentrieren und fühlen sich schwach. Dazu kommen stärkeres Zittern, Koordinationsstörungen (Störungen von Bewegungsabläufen), undeutliche Sprache, evtl. Übelkeit und Erbrechen (Tab. **12**). Der Patient selbst und die Angehörigen sollten mögliche Zeichen einer Lithiumintoxikation kennen, um gegebenenfalls eine rasche Behandlung im Krankenhaus einzuleiten.

Eine Intoxikation kann in der Regel durch regelmäßige Kontrolluntersuchungen und eine gute Zusammenarbeit zwischen Arzt, Patient und Angehörigen vermieden werden (Tab. **13**).

Der Patient und seine Angehörigen sollten auch über die wichtigsten Ursachen für Schwankungen des Lithiumspiegels Bescheid wissen und darauf achten, dass der Lithiumspiegel nicht unnötig stark schwankt. Neben einer unregelmäßigen Tabletteneinnahme können die Schwankungen auch mit einer veränderten Aufnahme oder Ausscheidung von Lithium zusammenhängen (Tab. **14**).

Tabelle **12** Mögliche Zeichen einer Lithiumintoxikation

- verstärkter Tremor (Zittern der Hände)
- Nystagmus (Augenzittern)
- Faszikulationen (Zucken der Muskeln)
- Koordinationsstörungen
- Konzentrationsstörungen
- Verlangsamung
- Benommenheit
- Gefühl der Schwere und körperlichen Schwäche
- undeutliche Sprache
- eventuell Übelkeit und Erbrechen

Tabelle **13** Vermeidung von Lithiumintoxikationen

- regelmäßige Kontrollen des Lithiumspiegels
- Vermeidung von Schwankungen des Lithiumspiegels (Tab. **14**)
- Überwachung der Nierenfunktion
- Zusammenarbeit zwischen Arzt, Patient und Angehörigen

Tabelle **14** Häufige Ursachen für Schwankungen des Lithiumspiegels

unregelmäßige Tabletteneinnahme

Veränderung der Aufnahme von Lithium in den Körper, z. B. durch

- Durchfall
- Erbrechen

Veränderung der Ausscheidung von Lithium, z. B. durch

- Diät (Vorsicht: kochsalzarme Diät)
- starken Wasserverlust etwa durch Schwitzen, Fieber oder Durchfall
- Schwankungen in der Einnahme von anderen Medikamenten
- Nierenerkrankungen

Notwendige Kontrolluntersuchungen unter Lithium

Bei einer Lithiumbehandlung ist es wichtig, regelmäßige Kontrolluntersuchungen vornehmen zu lassen. Zu Beginn der Behandlung wird vor allem geprüft, ob etwas gegen eine Behandlung mit Lithium spricht (z. B.

bisher nicht diagnostizierte Begleiterkrankungen). Hierzu wird das Blutbild kontrolliert und die Nieren-, Herz- und Schilddrüsenfunktion überprüft. Außerdem werden das Körpergewicht und möglichst auch der Halsumfang gemessen. Die Werte werden zu Beginn der Behandlung dokumentiert, um auch Veränderungen während der Behandlung möglichst schnell und sicher feststellen zu können. Die Untersuchungen sollten dazu in Abständen von 6 – 12 Monaten während der Behandlung wiederholt werden.

Eine regelmäßige Kontrolle des Lithiumspiegels (Blutentnahme jeweils ca. 12 h nach der letzten Tabletteneinnahme) ist notwendig, um eine zu hohe oder zu niedrige Dosierung zu vermeiden. Zu Beginn der Behandlung (in diesem Zeitraum verändert sich der Lithiumspiegel durch eine einschleichende Dosierung noch sehr stark) sind häufige Kontrollen des Lithiumspiegels notwendig (etwa in wöchentlichen Abständen). Während der Therapie wird der Lithiumspiegel weiter regelmäßig kontrolliert, aber die Abstände können wesentlich größer sein (etwa alle 1 – 3 Monate, evtl. auch länger).

! Ein Lithiumpass, in den die gemessenen Werte des Lithiumspiegels eingetragen werden, erleichtert die langfristige Kontrolle des Behandlungsverlaufs und informiert im Notfall den hinzugezogenen Arzt über die bestehende Lithiumtherapie.

Schwangerschaft und Stillzeit unter Lithium

Das Risiko einer medikamentösen Behandlung während der Schwangerschaft muss gegen die Gefahr eines möglichen Rezidivs und die damit verbundenen Folgen (auch für das Kind) abgewogen werden.

Ebstein-Anomalie. Noch vor einigen Jahren wurde generell von einer Lithiumtherapie während der Schwangerschaft abgeraten, da in verschiedenen Studien über ein gehäuftes Auftreten der so genannten Ebstein-Anomalie (Fehlbildung des Herzens) beim Kind berichtet wurde, wenn die Mutter während des ersten Schwangerschaftsdrittels mit Lithium behandelt wurde. Nach neueren Studien kann diese Empfehlung jedoch relativiert werden. Das Risiko für eine Ebstein-Anomalie beträgt danach 0,05 – 0,1 % (d. h. eines von 1000 – 2000 Kindern von lithiumbehandelten Müttern wird mit einer Ebstein-Anomalie geboren), während dieses Risiko in der Allgemeinbevölkerung bei 0,005 – 0,01 % (d. h. eines von 10 000 – 20 000 Kindern) liegt. Das Risiko einer solchen Fehlbildung ist damit bei den Kindern von lithiumbehandelten Müttern zwar um das 10- bis 20fache erhöht, ist aber absolut gesehen sehr gering. Ultraschalluntersuchungen des Herzens ab der 16. Schwangerschaftswoche können hier frühzeitig Klarheit geben.

Floppy-Infant-Syndrom. Speziell, wenn Lithium während des dritten Schwangerschaftsdrittels gegeben wird, besteht das Risiko eines Floppy-Infant-Syndroms. In diesem Fall können beim Neugeborenen u. a. folgende Symptome auftreten:

- geringe Körperspannung,
- fehlender Saugreflex,
- niedriger Blutdruck nach der Geburt,
- blaurote Färbung der Haut,
- Herzrhythmusstörungen.

Diese Symptome verschwinden jedoch nach einigen Tagen. Soviel man heute weiß, ist die weitere Entwicklung dieser Babys dann unauffällig.

> Insgesamt gilt: Falls kein Kinderwunsch besteht, ist für Frauen unter Lithiumtherapie eine zuverlässige Empfängnisverhütung wichtig. Bei Kinderwunsch sollte eine Schwangerschaft möglichst geplant sein. Bei der Entscheidung für oder gegen eine Rezidivprophylaxe mit Lithium während der Schwangerschaft ist vor allem die individuelle Situation der Patientin zu berücksichtigen. Es wird zwar generell empfohlen, Lithium während des ersten Schwangerschaftsdrittels oder evtl. auch während der gesamten Schwangerschaft nicht einzunehmen. Falls aber z. B. aus dem früheren Krankheitsverlauf bekannt ist, dass die Patientin zu schweren Rezidiven neigt, wenn Lithium abgesetzt wird, ist es eventuell ratsam, die Behandlung weiterzuführen oder nach den ersten drei Schwangerschaftsmonaten wieder anzusetzen. Denn auch ein Rezidiv kann möglicherweise das Kind gefährden.

Wird Lithium während der Schwangerschaft weitergegeben, so wird aufgrund möglicher Schwankungen des Lithiumspiegels im Zeitraum um die Geburt empfohlen, möglichst ab ca. einer Woche vor dem errechneten Entbindungstermin unter Lithiumspiegelkontrollen eine Dosishalbierung vorzunehmen. Spätestens beim Auftreten von Wehen sollte Lithium ganz abgesetzt und einen Tag nach der Geburt wieder angesetzt werden.

Soll Lithium nach sorgfältiger Abwägung von Nutzen und Risiko für die Zeit der Schwangerschaft abgesetzt werden, so muss dies unbedingt in Absprache mit dem Arzt und langsam (über einen Zeitraum von mehreren Monaten) geschehen, da sonst ein erhöhtes Risiko eines Rezidivs besteht.

Das Absetzen von Lithium zur Vermeidung des erhöhten Risikos für Herz-Fehlbildungen erst nach Eintreten der Schwangerschaft ist nicht sinnvoll, denn die Fehlbildungen treten zwischen dem 13. und 24. Tag nach der Empfängnis auf. Zu diesem Zeitpunkt ist die Schwangerschaft normalerweise noch nicht bekannt.

Die Zeit direkt nach der Geburt ist allein aufgrund der hormonellen Umstellung eine Zeit großer psychischer Belastung und zu keinem anderen Zeitpunkt im Leben ist die Gefahr, psychisch zu erkranken, höher. Es wird daher empfohlen, die Lithiumprophylaxe nach der Geburt wieder aufzunehmen.

Stillzeit: Lithium wird über die Muttermilch weitergegeben. Da Säuglinge wesentlich empfindlicher auf Lithium reagieren als Erwachsene, wird aus Sicherheitsgründen vom Stillen während der Einnahme von Lithium abgeraten.

Rezidivprophylaxe mit Lithium – Vor- und Nachteile

Lithium gilt bis heute als eines der Medikamente der ersten Wahl in der Rezidivprophylaxe manisch-depressiver Erkrankungen. Seine gute Wirksamkeit bezieht sich vor allem auf „klassische" Krankheitsverläufe, z. B. Verläufen mit typischem Beschwerdebild in den Krankheitsphasen und weitgehender Symptomfreiheit dazwischen. Aufgrund der zusätzlich guten Wirksamkeit bereits in der Akutphase der Erkrankung ergibt sich für eine Rezidivprophylaxe der Vorteil, dass Lithium nach Abklingen der aktuellen Krankheitsphase weiter gegeben werden kann. Damit kann eine Umstellung auf ein anderes Medikament und auch das Risiko einer Destabilisierung durch die Umstellung vermieden werden. Ein weiterer Vorteil einer Lithiumprophylaxe ist die offensichtlich besonders gute prophylaktische Wirksamkeit gegen suizidale Handlungen, was ja bei manisch-depressiven Erkrankungen einen sehr hohen Stellenwert hat.

Eine Prophylaxe mit Lithium kann allerdings auch Nachteile mit sich bringen. Speziell für Lithium sind aufgrund des engen therapeutisch wirksamen Bereichs vor allem zu Beginn der Behandlung häufige Kontrollen des Lithiumspiegels im Blut notwendig. Die damit verbundenen häufigen Arzttermine können als störend empfunden werden.

Carbamazepin

Carbamazepin wurde 1957 bei der gezielten Suche nach Substanzen entdeckt, die gegen epileptische Anfälle wirken könnten, und wird seitdem in der Epilepsiebehandlung eingesetzt. Die Beobachtung, dass Carbamazepin positive Auswirkungen auch auf psychische Störungen hat, die im Rahmen epileptischer Erkrankungen auftreten, war Ausgangspunkt dafür, dass Carbamazepin auch in der Behandlung primär psychiatrischer Erkrankungen zum Einsatz kam. Wegen der zahlreichen Interaktionen mit anderen Medikamenten und aufgrund neuer therapeutischer Alternativen hat es mittlerweile jedoch an Bedeutung verloren.

Klinische Wirkung von Carbamazepin

Carbamazepin zeichnet sich durch ein sehr breites Wirkspektrum aus. Es kommt bei einer Vielzahl psychiatrischer und neurologischer Erkrankungen (z. B. bei bestimmten Nervenschmerzen wie Trigeminusneuralgie oder zur Unterstützung und zur Anfallsprophylaxe bei Alkoholentzug) zum Einsatz (Tab. **15**). Innerhalb der verschiedenen Erscheinungsformen der manisch-depressiven Erkrankung ist Carbamazepin in einem weiten Bereich wirksam. In der Akuttherapie eignet sich das Medikament bei leichten bis mittelschweren Manien. In der Rezidivprophylaxe kommt Carbamazepin für alle Formen manisch-depressiver Störungen in Frage, insbesondere auch bei Patienten mit psychotischen Merkmalen (z. B. Wahnvorstellungen) oder mit schizoaffektiven Erkrankungen. Seine Wirksamkeit scheint nach neuesten Befunden jedoch geringer zu sein als die von Lithium.

Tabelle **15** Mögliche Einsatzgebiete von Carbamazepin*

- Behandlung leichter und mittelschwerer Manien
- Behandlung von Depressionen
- Rezidivprophylaxe bei bipolaren Störungen

- Alkoholentzugssyndrom
- Schizophrenien und Verhaltensstörungen
- Schmerzsyndrome (z. B. bei Trigeminusneuralgie, Glossopharyngeusneuralgie, diabetischer Neuropathie und Multipler Sklerose)
- Diabetes insipidus centralis (Verminderung des Harnvolumens und Abschwächung des Durstgefühls durch Carbamazepin)
- Migräne

* Die genannten Indikationen sind nicht notwendigerweise offiziell zugelassen.

Einnahme von Carbamazepin

Die übliche Dosis für die Langzeitbehandlung mit Carbamazepin liegt im Bereich von 600 – 1000 mg/Tag. Dies führt in der Regel zu einem Blutspiegel zwischen 4 – 10 µg/ml (entspricht 17 – 42 µmol/l). Bei einzelnen Patienten können auch niedrigere Dosen prophylaktisch wirksam sein.

Es gibt im Wesentlichen zwei Formen von Carbamazepintabletten, Normal- und Retardtabletten. Normaltabletten bieten den Vorteil rascherer Wirkung, etwa in der Behandlung einer akuten Manie. Bei Retardtabletten wird Carbamazepin etwas langsamer im Körper freigesetzt. Dadurch schwanken die Blutspiegel weniger als bei normalen, nicht-retardierten Tabletten. Manchmal werden Retardpräparate deshalb besser vertragen.

Bei Normaltabletten wird die Tagesdosis in der Regel auf mehrere Einzeldosen pro Tag verteilt. Retardpräparate erlauben eine Verteilung der Tagesdosis auf 1 – 2 Einnahmen (am besten morgens und abends).

Gegenanzeigen

Carbamazepin darf nicht angewendet werden (Kontraindikationen) bei Patienten mit bestimmten Reizleitungsstörungen des Herzens (so genannten höhergradigen atrioventrikulären Blockierungen), bei bekannten Knochenmarkschädigungen und bei Vorliegen einer bestimmten Stoffwechselerkrankung (der so genannten akuten intermittierenden Porphyrie). Eine Kontraindikation besteht auch bei bekannter Überempfindlichkeit gegenüber Carbamazepin selbst oder (wegen der Ähnlichkeit in der chemischen Struktur) gegen trizyklische Antidepressiva, d. h. wenn eines dieser Medikamente früher schon einmal gegeben wurde und eine Allergie auslöste.

Anwendungsbeschränkungen bestehen bei Patienten mit Absencen (Bewusstseinsstörungen im Rahmen epileptischer Erkrankungen), Glaukom (Grüner Star), Bluterkrankungen, Störungen im Natrium-Stoffwechsel sowie bei schweren Herz-, Leber- oder Nierenfunktionsstörungen oder bestimmten Muskelerkrankungen (myotone Dystrophie), ebenso bei Patienten, die mit Medikamenten behandelt werden müssen, für die Wechselwirkungen mit Carbamazepin bekannt sind (siehe unten).

Zur Einnahme von Carbamazepin während Schwangerschaft und Stillzeit siehe S. 100 ff.

Wechselwirkungen mit anderen Arzneimitteln

Zwischen Carbamazepin und anderen Medikamenten können Wechselwirkungen auftreten. Dadurch können die Blutspiegel der verabreichten Arzneimittel je nach Art der Wechselwirkungen ansteigen oder absinken. Da Wirksamkeit und Nebenwirkungen durch derartige Interaktionen entsprechend beeinflusst werden, ist es wichtig, jeden behandelnden Arzt über alle eingenommenen Medikamente zu informieren.

Carbamazepin kann den Abbau anderer Arzneimittel in der Leber beschleunigen (Enzyminduktion) und damit zu einer Abnahme der Blutspiegel und der Wirksamkeit dieser Medikamente führen. Hervorzuheben sind hier verschiedene andere Antiepileptika (z. B. Phenytoin, Primidon, Valproat, Lamotrigin, Clonazepam). Auch die Wirkung von bestimmten Herzmitteln, Asthmamedikamenten und Hemmern der Blutgerinnung kann durch Carbamazepin beeinträchtigt werden. Das Gleiche gilt für Cortisonpräparate, Antibiotika, bestimmte Medikamente zur Behandlung von Pilzinfektionen (z.B. Ketoconazol) und viele Psychopharmaka (z.B. Antidepressiva und Neuroleptika). Besonders hervorgehoben sei, dass auch die schwangerschaftsverhütende Wirkung oraler Kontrazeptiva (Antibabypille) während einer Behandlung mit Carbamazepin vermindert sein kann.

Das kann bedeuten, dass die genannten Medikamente während einer Behandlung mit Carbamazepin entweder höher zu dosieren sind oder auf ein anderes Medikament umgestellt werden muss, welches nicht mit Carbamazepin in Wechselwirkung tritt.

So wie Carbamazepin den Blutspiegel und damit die Wirkung anderer Medikamente verändern kann, können umgekehrt bestimmte Pharmaka die Wirksamkeit von Carbamazepin verändern. Eine verminderte Wirkung von Carbamazepin kann beispielsweise durch die gleichzeitige Einnahme der Antiepileptika Phenobarbital, Primidon und Phenytoin sowie bei bestimmten Asthmamedikamenten auftreten.

Dagegen verstärken andere Medikamente wie bestimmte Antibiotika (Erythromycin), Tuberkulosemittel (Isoniazid), Medikamente gegen Magen-Darm-Geschwüre (Cimetidin) und bestimmte Blutdruckmittel (so genannte Kalziumantagonisten, z. B. Verapamil, Diltiazem) die Wirkung von Carbamazepin.

> Auch bei der gleichzeitigen Gabe von Carbamazepin und anderen Psychopharmaka ist besondere Vorsicht geboten. So verbessert die Kombination von Lithium und Carbamazepin zwar die stimmungsstabilisierende Wirk-

samkeit, gleichzeitig besteht jedoch ein erhöhtes Risiko für unerwünschte Wirkungen wie Gangunsicherheit oder Verwirrtheitszustände. Ähnliches gilt für die Kombinationsbehandlung mit Neuroleptika. Hier wird die neuroleptische Wirkung durch Carbamazepin vermindert, es können aber auch Verwirrtheit (Delir) und sogar in einzelnen Fällen eine Verstärkung psychotischer Symptome auftreten. Zu Wechselwirkungen mit Valproat siehe S. 105.

! Das hohe Wechselwirkungspotenzial von Carbamazepin mit anderen Medikamenten schränkt den Einsatz als Mood Stabilizer ein.

Unerwünschte Wirkungen von Carbamazepin

Carbamazepin wird im Allgemeinen gut vertragen. So wie bei jedem anderen Medikament können aber neben den erwünschten auch unerwünschte Wirkungen (Nebenwirkungen) auftreten.

Zu Therapiebeginn kann es zu folgenden Beschwerden kommen, die sich aber durch eine langsame Dosissteigerung meist vermeiden lassen:

- Schläfrigkeit, Erschöpfung, Schwindelgefühl,
- Gangunsicherheit, Ungeschicklichkeit,
- Übelkeit, Erbrechen und Appetitmangel,
- Sehstörungen.

Diese dosisabhängigen Nebenwirkungen klingen üblicherweise innerhalb einiger Tage wieder ab. In den ersten Behandlungswochen ist auch eine Herabsetzung des Reaktionsvermögens möglich (insbesondere in Kombination mit Alkohol und anderen Medikamenten). Wenn möglich sollte man in dieser Zeit nicht Auto fahren oder an gefährlichen Maschinen arbeiten, auf jeden Fall aber mit dem behandelnden Arzt über etwaige Risiken sprechen.

Gelegentlich treten auch weitere Symptome auf:

- allergische Hauterscheinungen,
- erhöhte Sonnenempfindlichkeit,
- Gelenk- oder Muskelbeschwerden,
- Kopfschmerzen,
- Verstopfung oder Durchfall,
- Mundtrockenheit sowie Entzündungen im Mundbereich,
- Haarausfall,
- verstärktes Schwitzen,

- sexuelle Probleme wie Potenzstörungen oder vermindertes sexuelles Interesse,
- Ödeme (Flüssigkeitsansammlungen im Gewebe).

Außerdem kann es zu Veränderungen im Blutbild (vor allem Thrombozytopenie (Mangel an Blutplättchen) und Leukopenie (Mangel an weißen Blutkörperchen)) und zu Hyponatriämie (Reduktion von Natrium im Blut) kommen.

Die genannten Symptome stellen oft nur eine Anfangsreaktion des Körpers auf das neue Medikament dar. In jedem Fall ist es wichtig, dass der Arzt über jede Veränderung informiert wird und etwaige Sorgen bezüglich der Medikation offen angesprochen werden. Umgekehrt ist wichtig, dass der Arzt den Patienten umfassend über mögliche Nebenwirkungen und über Anzeichen einer eventuellen Überdosierung (s. u.) informiert. An dieser Stelle kann nur über Nebenwirkungen informiert werden, die relativ häufig vorkommen.

Überdosierung und Carbamazepinintoxikation

Erst in sehr hoher Dosis treten Vergiftungserscheinungen auf. Mögliche Zeichen einer Carbamazepinvergiftung (Intoxikation) sind Magen-Darm-Beschwerden wie Übelkeit, Erbrechen und Durchfall, Gangunsicherheit, starkes Zittern (Tremor), Muskelzuckungen und Muskelverkrampfungen, eine verwaschene Sprache, Doppelbilder, Augenzittern, starke Schläfrigkeit, Schwindel, Verwirrtheit, Atemnot, Abfall des Blutdrucks, Krampfanfälle und Bewusstlosigkeit.

Bei jedem Verdacht auf eine Überdosierung bzw. Vergiftung muss ein Arzt verständigt werden. Dieser wird eine Kontrolle des Blutspiegels von Carbamazepin veranlassen. Bei leichteren Überdosierungen reicht es aus, zunächst die Dosis zu reduzieren oder das Medikament (vorübergehend) abzusetzen. Das Vollbild einer Carbamazepinintoxikation dagegen muss im Krankenhaus, evtl. sogar auf einer Intensivstation, behandelt werden.

Notwendige Kontrolluntersuchungen unter Carbamazepin

Vor Behandlungsbeginn müssen Störungen der Leber- und Nierenfunktion, des Herzens und der Blutbildung ausgeschlossen werden, indem Blutbild, Leber- und Nierenwerte bestimmt werden und ein EKG aufgezeichnet wird. Diese Untersuchungen sollten während der Langzeitbehandlung in Abständen von 3–12 Monaten wiederholt werden, um etwaige Veränderungen zu erkennen.

Bei der Einstellung auf Carbamazepin sind häufige Kontrollen des Carbamazepinspiegels zu empfehlen (etwa in wöchentlichen Abständen). Während der Therapie wird der Carbamazepinspiegel weiter regelmäßig kontrolliert, aber die Abstände werden wesentlich weiter (etwa alle 1–3 Monate, evtl. auch noch länger).

Schwangerschaft und Stillzeit unter Carbamazepin

> Zu beachten ist, dass Carbamazepin die Wirkung von hormonellen Kontrazeptiva, d. h. die Wirkung der „Pille“ zur Schwangerschaftsverhütung abschwächen kann. Dies gilt insbesondere für Kontrazeptiva mit niedrigem Hormongehalt. Nach Rücksprache mit einem Gynäkologen sollten falls erforderlich Kontrazeptiva mit höherem Hormongehalt eingenommen werden. Auf Zwischenblutungen muss geachtet werden, da diese ein Hinweis auf mangelnde Wirksamkeit der Pille sein könnten. Außerdem ist es empfehlenswert, andere Möglichkeiten der Verhütung in Erwägung zu ziehen.

Auch für die Langzeitbehandlung mit Carbamazepin gilt, dass bei Kinderwunsch der Nutzen einer Behandlung mit Carbamazepin gegen das Risiko einer Schädigung des Kindes abgewogen werden muss.

Vor allem während der ersten drei Schwangerschaftsmonate ist es sicherer, die Einnahme von Medikamenten – so auch von Carbamazepin – zu vermeiden. Andererseits kann ein Krankheitsrückfall gefährlich für Mutter und Kind sein und eine hoch dosierte Psychopharmakabehandlung der Mutter erforderlich machen, was dann unter Umständen mit einem höheren Risiko einer Fruchtschädigung einhergeht.

Missbildungsrate. Bei Patientinnen, die während der Schwangerschaft Carbamazepin eingenommen haben, liegt das Risiko für eine Fehlbildung des Kindes (die so genannte Teratogenität) etwa zweimal so hoch wie in der Allgemeinbevölkerung. Dabei besteht bei Einnahme von Carbamazepin während dem ersten Drittel der Schwangerschaft ein 0,5–1-prozentiges Risiko (d. h. 1–2 von 200 Kindern) für die Entwicklung einer so genannten Spina bifida beim Kind, einer Erkrankung, bei der sich das Rückenmark während der Entwicklung nicht richtig verschließt. Weiterhin können Herzfehler oder Lippen-Kiefer-Gaumen-Spalten auftreten. Daneben kann eine Therapie der Mutter mit Carbamazepin beim Kind ein bestimmtes Muster weiterer „kleinerer Missbildungen“ nach sich ziehen. Dazu gehören ein so genannter Hypertelorismus (Schädelmissbildung mit vergrößertem Abstand der Augen und verbreitertem Nasenrücken), tief sitzende Ohrmuscheln oder kurze Fingerendglieder.

Aufgrund des erhöhten Risikos für Fehlbildungen wird allgemein empfohlen, Carbamazepin vor allem in den ersten drei Monaten der Schwangerschaft möglichst nicht einzunehmen. Wichtig ist jedoch, einen Krankheitsrückfall der Mutter unbedingt zu vermeiden.

Hinweis Besteht ein Kinderwunsch und ist aus den oben genannten Gründen eine Weiterbehandlung der Mutter mit einem stimmungsstabilisierenden Medikament notwendig, so sollte unter Umständen eine Umstellung auf ein anderes, weniger schädigendes Medikament (z. B. Lithium) erfolgen. Zu beachten ist jedoch, dass das Missbildungsrisiko vor allem in den ersten Wochen der Schwangerschaft erhöht ist. Eine Umstellung der Medikation erst nach Bekanntwerden der Schwangerschaft ist daher weniger sinnvoll.

Vermindertes Risiko bei Monotherapie. Besonders hoch ist das Risiko für Fehlbildungen, wenn Carbamazepin in Kombination mit anderen stimmungsstabilisierenden Medikamenten eingenommen wird. Aus diesem Grund ist – soweit es der bisherige Krankheitsverlauf der Patientin sinnvoll erscheinen lässt – eine Therapie mit nur einem Medikament (Monotherapie) zu empfehlen.

Aufteilung der Tagesdosis. Kann auf eine Carbamazepinbehandlung während der Schwangerschaft nicht verzichtet werden, so sollte die Tagesdosis in mehreren kleinen Dosen über den Tag verteilt eingenommen werden, um Konzentrationsspitzen zu vermeiden. Dabei sollte der Carbamazepinspiegel regelmäßig kontrolliert werden.

Folsäure. Das Risiko für Fehlbildungen des Rückenmarks kann durch eine folsäurehaltige Ernährung und die zusätzliche Einnahme von Folsäuretabletten verringert werden (Beginn mindestens 6 Monate vor Eintritt der Schwangerschaft). Dabei werden je nachdem, ob die Mutter bereits ein Kind mit einer Fehlbildung des Rückenmarks geboren hat oder nicht, Dosierungen von 0,4 – 5 mg Folsäure empfohlen.

Vitamin K. Da eine Carbamazepineinnahme der Mutter beim Kind einen Vitamin-K-Mangel verursachen kann, sollte die Mutter in den letzten 1 – 2 Monaten der Schwangerschaft außerdem 20 mg Vitamin K pro Tag einnehmen. Damit kann das Risiko für Vitamin-K-Mangel-bedingte Blutgerinnungsstörungen beim Kind reduziert werden.

Stillzeit: Für die Stillzeit ist zu beachten, dass ein Teil der mütterlichen Carbamazepinkonzentration auch in die Muttermilch übergeht. Da diese Konzentration in der Milch jedoch relativ gering ist, ist es grundsätzlich möglich, das Kind auch unter Therapie mit Carbamazepin zu stillen. Beim Kind können dabei aber Nebenwirkungen wie Müdigkeit und Muskelschlaffheit auftreten. Auch hier sollten daher Nutzen und Risiko des Stillens sorgfältig abgewogen werden.

Rezidivprophylaxe mit Carbamazepin – Vor- und Nachteile

Lange Zeit war Carbamazepin in der Rezidivprophylaxe manisch-depressiver Erkrankungen die einzige Alternative zu Lithium. Mit dem Nachweis der Wirksamkeit weiterer Substanzen als Mood Stabilizer hat Carbamazepin jedoch an Bedeutung verloren. Dies ist zum einen auf die eher geringere Wirksamkeit im Vergleich zu anderen vorbeugend wirksamen Substanzen wie beispielsweise Lithium zurückzuführen, zum anderen ergeben sich aufgrund der zahlreichen Wechselwirkungen mit anderen Medikamenten Schwierigkeiten in der Behandlung. Ist eine Behandlung mit anderen Mood Stabilizern nicht möglich oder nicht ausreichend wirksam, so kann Carbamazepin als gute Alternative oder als Ergänzung zur Verhinderung weiterer Krankheitsphasen angesehen werden. Wie bei den anderen stimmungsstabilisierenden Medikamenten sollten auch bei einer Rezidivprophylaxe mit Carbamazepin die auf S. 54 diskutierten Aspekte (Nebenwirkungen, regelmäßige Einnahme, Kontrolluntersuchungen, möglicher Verlust der hypomanischen Hochzustände) gut überlegt werden.

Valproat

Valproat wurde erstmals 1881 hergestellt und bei der Suche nach Wirkstoffen zur Behandlung von epileptischen Anfällen als Lösungsmittel verwendet. Die zufällige Entdeckung, dass Valproat selbst Krampfanfälle verhindern kann, führte Anfang der 60er-Jahre zu einer Vielzahl an Untersuchungen, in denen die Wirksamkeit von Valproat in der Epilepsiebehandlung nachgewiesen werden konnte.

Aufgrund der Entdeckung, dass Valproat vor allem in Kombination mit anderen antiepileptisch wirkenden Medikamenten eine stark sedierende (beruhigende) Wirkung hat, wurde es auch bei Erregungs- oder Unruhezuständen im Rahmen von manischen Phasen erprobt. 1966 konnte erstmals eine therapeutische Wirkung bei der Behandlung von bipolaren Erkrankungen nachgewiesen werden.

! Valproat ist in den USA seit vielen Jahren der am häufigsten verordnete Mood Stabilizer. In europäischen Ländern ist Valproat hierfür erst seit kurzem offiziell zugelassen oder befindet sich noch im Prozess der Zulassung.

Klinische Wirkung von Valproat

Valproat wird bereits seit mehr als 10 Jahren in der Behandlung bipolarer Störungen eingesetzt, da mehrere Studien und eine breite klinische Erfahrung eine gute Wirksamkeit nahe legen. Erschwert wurde der Einsatz jedoch, weil Valproat lange Zeit in europäischen Ländern zur Behandlung bipolarer Störungen nicht zugelassen war, da der wissenschaftliche Nachweis der stimmungsstabilisierenden Wirkung fehlte. Mittlerweile ist Valproat für die Behandlung der akuten Manie sowie zur Rückfallprophylaxe der manisch-depressiven Erkrankung offiziell zugelassen. Neben diesen Indikationen (Behandlung der Manie und Rückfallprophylaxe) scheint Valproat auch bei der Behandlung von affektiven Mischzuständen gut wirksam zu sein. Außerdem gibt es Hinweise für eine gute Wirksamkeit von Valproat bei Patienten mit Rapid Cycling.

Das Wirkspektrum von Valproat reicht sehr weit. Neben den beiden Haupteinsatzgebieten (der Behandlung von Epilepsien sowie der manisch-depressiven Erkrankung) wird das Medikament auch bei weiteren neurologischen und psychiatrischen Krankheitsbildern eingesetzt. Dazu gehören Migräne, Alkohol- sowie Benzodiazepinentzug und Panikstörungen (Tab. **16**).

Einnahme von Valproat

Valproat ist in Normal-, Retard- und magensaftresistenten Zubereitungen, sowie in löslicher Form verfügbar.

Die Retardformen zeichnen sich durch eine verzögerte Freisetzung des Wirkstoffes aus, dadurch ergibt sich ein gleichmäßigerer Blutspiegel als bei der Normalform, was zu einer besseren Verträglichkeit führen kann.

Bei akuter Manie kann eine so genannte Loading-Dosis eingesetzt werden, d. h. es wird direkt mit einer hohen Dosis (20 mg pro kg Körpergewicht) begonnen, um eine schnelle antimanische Wirkung zu erreichen. Ansonsten wird eine einschleichende Dosierung empfohlen, beginnend

Tabelle **16** Mögliche Einsatzgebiete von Valproat*

- Behandlung manischer Episoden
- Behandlung gemischter Episoden
- Behandlung von Rapid Cycling
- Rezidivprophylaxe bei bipolaren Störungen
- Behandlung der schizoaffektven Störungen

- Epilepsie
- Migräne
- Alkoholentzug
- Benzodiazepinentzug
- Panikstörungen

* Die genannten Indikationen sind nicht notwendigerweise offiziell zugelassen.

mit 5 – 10 mg/kg Körpergewicht am Tag. Im weiteren Behandlungsverlauf ist zur Erhaltungstherapie und Rezidivprophylaxe eine Zieldosis von 1000 – 2100 mg/Tag üblich. Die Dosis wird auf 2 – 4 Einzeldosen aufgeteilt und über den Tag verteilt. Dabei ist es günstig, das Medikament jeweils vor oder zu Beginn der Mahlzeit einzunehmen.

Die Stoffwechselrate für Valproat kann von Patient zu Patient unterschiedlich sein. Daher ergeben sich bei gleicher Dosis oft Unterschiede in der Konzentration dieses Wirkstoffs im Blutplasma. Die therapeutisch wirksame Plasmakonzentration liegt bei 350 – 700 µmol/l (≙ 50 – 100 µg/ml).

Auch hier gilt die Empfehlung, dass eine Einnahme nicht nachgeholt werden sollte, wenn das Medikament einmal vergessen wurde. In diesem Fall sollte mit der üblichen Dosis fortgefahren werden. Ein einmaliges Vergessen der Dosis bleibt normalerweise ohne Folgen.

Gegenanzeigen

Valproat darf nicht angewendet werden (Kontraindikationen) bei Patienten mit bekannter Überempfindlichkeit gegen Valproat selbst, d. h. wenn das Medikament früher schon einmal gegeben wurde und eine Allergie ausgelöst hat. Weiterhin darf Valproat nicht eingenommen werden von Patienten mit Lebererkrankungen in der Vorgeschichte oder akuten schweren Funktionsstörungen der Leber. Kontraindiziert ist Valproat auch bei Patienten, bei denen eine Porphyrie (Stoffwechselerkrankung) vorliegt.

Anwendungsbeschränkungen bestehen bei Blutgerinnungsstörungen, Knochenmarkschädigungen, Niereninsuffizienz (= eingeschränkter Fähigkeit der Nieren bestimmte Substanzen auszuscheiden), Hypoproteinämie (= Verminderung des Eiweißgehalts im Serum), metabolischen Erkrankungen (insbesondere angeborene Enzymopathien, d. h. Erkrankungen, die durch eine Störung der Aktivität von Enzymen oder Coenzymen verursacht sind) sowie dem Vorliegen eines systemischen Lupus erythematodes (Autoimmunerkrankung der Haut und der inneren Organe). Besondere Vorsicht ist außerdem bei Kindern und Jugendlichen geboten.

Außerdem ist zu beachten, dass sich bei gleichzeitiger Einnahme weiterer Medikamente Wechselwirkungen mit Valproat ergeben können (siehe unten). Zur Einnahme von Valproat während Schwangerschaft und Stillzeit siehe S. 108.

Wechselwirkung mit anderen Arzneimitteln

Werden zwei oder mehrere Medikamente in Kombination gegeben, so kann es zu einer Verminderung oder Erhöhung der jeweiligen Medikamenten-Effekte kommen. Solche Arzneimittelinteraktionen müssen sorgfältig beobachtet werden und die Dosis der jeweiligen Medikamente durch den Arzt angepasst werden. Valproat ist nur in geringem Ausmaß enzyminduzierend (Erklärung siehe S. 61), hemmt aber die Abbaugeschwindigkeit vieler anderer Substanzen, die in der Leber verstoffwechselt werden (z. B. Carbamazepin, Lamotrigin, Phenobarbital, Phenytoin). Hierdurch kann der Blutspiegel dieser Substanzen oder ihrer Abbauprodukte ansteigen.

Umgekehrt kann es bei gleichzeitiger Gabe von enzyminduzierenden Substanzen (z. B. Carbamazepin, Phenytoin, Phenobarbital, Primidon) zu einem Abfall des Vaproatspiegels und dadurch zu einer verminderten Wirkung von Valproat kommen. Beispielsweise ist bei gleichzeitiger Gabe von Valproat und Carbamazepin der Valproatspiegel niedriger als bei alleiniger Gabe der beiden Medikamente, während der Blutspiegel von Carbamazepin (bzw. eines Abbauprodukts von Carbamazepin) höher ist. Auch bestimmte Medikamente zur Behandlung und Vorbeugung von Malaria (z. B. Mefloquin) steigern den Stoffwechsel von Valproat, sodass dieses schneller abgebaut wird.

Durch die Eiweißbindung von Valproat kann die zentral dämpfende Wirkung von Antidepressiva, Neuroleptika, Barbituraten und von anderen Antiepileptika verstärkt werden, oder es kommt aufgrund von Verdrängungsmechanismen zu einer Verstärkung der Wirkung von Valproat selbst. Weitere Medikamente, die zu einem erhöhten Valproatspiegel führen können, sind Cimetidin (Medikament zur Hemmung der Magensäureproduktion) und Erythromycin (Antibiotikum). Bei gleichzeitiger Gabe von Medikamenten zur Hemmung der Blutgerinnung (Antikoagulanzien) oder Acetylsalicylsäure (Aspirin!) muss wegen der Wirkverstärkung der Medikamente mit einer erhöhten Blutungsneigung gerechnet werden.

Werden gleichzeitig mit Valproat hepatotoxische Arzneimittel (d. h. Medikamente, die die Leber schädigen können) oder Alkohol eingenommen, so ist ein erhöhtes Risiko für eine Leberschädigung nicht auszuschließen.

! Während einer Behandlung mit Valproat sollte Aspirin (Acetylsalicylsäure) nur mit Vorsicht gegeben werden: Verstärkte Wirkung beider Medikamente!

Unerwünschte Wirkungen von Valproat

Ein großer Vorteil von Valproat ist, dass es normalerweise gut vertragen und deshalb von den meisten Patienten gut akzeptiert wird. Aber auch bei Valproat können unerwünschte Wirkungen auftreten. Es ist wichtig, dass der Arzt über jede Veränderung informiert wird und etwaige Sorgen bezüglich der Medikation offen angesprochen werden.

Häufige Nebenwirkungen unter einer Valproattherapie sind Sedierung (= dämpfende Wirkung) und eine zum Teil erhebliche Gewichtszunahme. Etwas seltener kommt es zu Haarausfall, der sich unter Fortführung der Therapie meist wieder zurückbildet.

Vorwiegend zu Behandlungsbeginn und bei höheren Dosierungen können vorübergehend Magen-Darm-Beschwerden wie Übelkeit (manchmal mit Appetitlosigkeit und Erbrechen) oder Durchfall auftreten. An zentralnervösen Nebenwirkungen kann es neben der sedierenden (= beruhigenden/dämpfenden) Wirkung von Valproat zu Tremor (Muskelzittern) und selten auch zu Ataxie (Störung der Bewegungskoordination) kommen. Darüber hinaus kann die Einnahme von Valproat zu einer meist vorübergehenden Erhöhung der Leberenzyme oder einer Leuko- oder Thrombozytopenie (Verminderung der Leuko- bzw. Thrombozytenanzahl) sowie zu Menstruationsstörungen führen.

Während einer Valproattherapie sollte klinischen Symptomen wie körperlicher Schwäche, Teilnahmslosigkeit und Übelkeit bei unklaren Oberbauchbeschwerden besondere Beachtung geschenkt werden, da diese Anzeichen für eine bei Erwachsenen sehr selten auftretende schwere Erkrankung der Leber (Hepatopathie) sein können. Bei Auftreten solcher Symptome sollte sofort ein Arzt informiert werden, da eine Hepatopathie in schweren Fällen zum Tode führen kann. Weitere gravierende unerwünschte Arzneimittelwirkungen sind Pankreatitis (Entzündung der Bauchspeicheldrüse) und Agranulozytose (schwere Blutbildveränderung). Auch diese treten jedoch nur in sehr seltenen Fällen auf.

Auch an dieser Stelle können nur die häufigsten bzw. schwersten Nebenwirkungen aufgeführt werden. Es ist zu beachten, dass bei den meisten Menschen gar keine oder nur leichte Nebenwirkungen auftreten und diese oft nach einigen Wochen verschwinden. Treten jedoch deutliche und länger dauernde Nebenwirkungen auf, so kann unter Umständen eine Dosisreduktion sinnvoll sein. Eine solche Dosisreduktion sollte jedoch mit dem behandelnden Arzt abgesprochen werden.

Bei Magen-Darm-Beschwerden kann es helfen, Valproat in kleineren Dosen über den Tag verteilt einzunehmen. Auch Präparate in dünndarmlöslichen Formulierungen können durch die verzögerte Freisetzung Abhilfe schaffen. Um eine Gewichtszunahme zu vermeiden, sind Gewichtskontrollen, eine entsprechende Ernährung und viel Bewegung sinnvoll.

Kennzeichen einer Überdosierung

Bei Einnahme von Valproat sind Vergiftungserscheinungen selten. Eine Intoxikation (= Vergiftung) bei massiver Überdosierung kann sich durch Bewusstseinsstörungen und Muskelschwäche bemerkbar machen. In solchen Fällen ist umgehend der Arzt zu informieren.

Notwendige Kontrolluntersuchungen unter Valproat

Bei der Einnahme von Valproat sind wie bei den anderen Wirkstoffen vor und während der Therapie verschiedene Kontrolluntersuchungen notwendig. Vor Beginn der Valproattherapie sind die Bestimmung des aktuellen Blutbildes, der Leber- und Bauchspeicheldrüsen- sowie der Blutgerinnungswerte erforderlich, um etwaige Veränderungen während der Therapie erkennen zu können. Während der Behandlung ist eine regelmäßige Kontrolle des Blutspiegels (zu Beginn alle 2–4 Wochen, dann alle 3–6 Monate) zu empfehlen (therapeutisch wirksamer Bereich 350–700 µmol/l bzw. 50–100 µg/ml), außerdem sollten die bereits vor Beginn der Therapie durchgeführten Kontrolluntersuchungen ca. 4 Wochen nach Therapiebeginn wiederholt werden. Weitere Kontrollen dieser Laborwerte sind nur bei auffälligen Leberwerten oder starken Nebenwirkungen notwendig.

Schwangerschaft und Stillzeit unter Valproat

Wie bei Carbamazepin und anderen stimmungsstabilisierenden Medikamenten, besteht auch bei Einnahme von Valproat während der Schwangerschaft ein erhöhtes Risiko für Fehlbildungen des Kindes. Dieses Fehlbildungsrisiko muss gegen das Risiko einer erneuten Krankheitsphase bei Absetzen des Medikamentes und eine möglicherweise damit verbundene hoch dosierte Akutbehandlung abgewogen werden (siehe auch S. 61 ff).

Vor allem die ersten drei Monate der Schwangerschaft sind unter der Einnahme von Valproat als sehr kritisch zu betrachten. Am häufigsten kommt es zu so genannten Neuralrohrdefekten, insbesondere Spina bifida (1–2 % der Fälle), bei denen sich Wirbelsäule und Rückenmark nicht ausreichend entwickeln. Falls eine Valproattherapie trotz Schwangerschaft unumgänglich ist, kann die zusätzliche Einnahme von Folsäuretabletten dieses Risiko möglicherweise verringern (Empfehlung: Beginn mindestens 6 Monate vor Eintreten der Schwangerschaft). Empfehlenswert ist auch eine folsäurereiche Ernährung vor und während der Schwangerschaft. Folsäure kommt vor allem in Milch, Blattgemüse und Käse vor.

Weiterhin wurden bei Einnahme von Valproat während der Schwangerschaft in einigen Fällen Skelettfehlbildungen und Fehlbildungen des Herz-Kreislauf-Systems sowie Entwicklungsstörungen beim Kind beobachtet. Es gibt Hinweise, dass eine möglichst geringe Dosierung des Valproatpräparats und die Verteilung auf mehrere Einnahmen dieses Risiko verringern können.

Stillzeit: Valproat geht nur in geringer Konzentration in die Muttermilch über und gilt somit für das Stillen als relativ sicher. Beim Stillen unter Valproat wird wegen des erhöhten Risikos für Leberschädigungen empfohlen alle 4–6 Wochen eine Kontrolle der Leberenzyme und der Blutplättchen beim Kind durchzuführen sowie den Allgemeinzustand des Kindes zu beobachten. Gegebenenfalls sollte eine Stillpause eingelegt oder das Abstillen eingeleitet werden.

Rezidivprophylaxe mit Valproat – Vor- und Nachteile

> Insgesamt kann Valproat als wirksames Medikament in der Behandlung von akuten Manien und in der Rückfallprophylaxe bipolarer Störungen angesehen werden. Die verschiedenen Darreichungsformen ermöglichen eine individuelle Anpassung der Einnahme an den Patienten. Ein weiterer Vorteil ist die gute Verträglichkeit im Vergleich zu anderen stimmungsstabilisierenden Medikamenten. Valproat kann gut mit anderen Medikamenten kombiniert werden, da das Potenzial für Wechselwirkungen relativ gering ist.

> Im Vergleich zu Lithium ist das Intoxikationsrisiko eher niedrig, damit sind Kontrolluntersuchungen weniger häufig notwendig.
> Nachteil einer Therapie mit Valproat ist das Risiko einer Gewichtszunahme während der Behandlung. Dies wird vor allem von Patientinnen häufig als belastend erlebt. Auf regelmäßige Bewegung sowie eine gesunde Ernährung sollte daher unbedingt geachtet werden.

Lamotrigin

Lamotrigin wurde in den 70er-Jahren erstmals hergestellt. In verschiedenen Studien konnte eine gute Wirksamkeit gegen epileptische Anfälle nachgewiesen werden. Seit 1993 ist Lamotrigin als Antiepileptikum in Deutschland zugelassen. Da für mehrere andere Antiepileptika bei der Behandlung psychiatrischer Störungen bereits eine gute Wirkung gezeigt werden konnte, war das Interesse groß, auch Lamotrigin auf seine Anwendbarkeit bei psychischen Störungen (insbesondere bei bipolaren Störungen) zu testen. Seither konnte die Wirksamkeit von Lamotrigin gegen depressive Episoden im Rahmen bipolarer Erkrankungen in verschiedenen Studien nachgewiesen werden, sodass Lamotrigin bei der Behandlung der manisch-depressiven Erkrankung mittlerweile häufig Anwendung findet.

Klinische Wirkungen von Lamotrigin

Lamotrigin wird zur Behandlung verschiedener psychiatrischer und neurologischer Erkrankungen eingesetzt, insbesondere bei Epilepsien und bei bipolaren Störungen. Im Zusammenhang mit der bipolaren Erkrankung eignet sich das Medikament zur Akutbehandlung depressiver Episoden im Rahmen einer manisch-depressiven Erkrankung sowie zur Verhinderung weiterer Krankheitsepisoden, wobei sich vor allem bei der Vorbeugung depressiver Episoden eine gute Wirkung nachweisen lässt. Daneben gibt es Hinweise, dass Lamotrigin auch bei der Behandlung von Rapid Cycling im Rahmen einer Bipolar-II-Störung sowie als Kombination mit anderen stimmungsstabilisierenden Substanzen bei Rapid Cycling im Rahmen einer Bipolar-I-Störung effektiv ist (Tab. **17**). Dabei ist zu beachten, dass Lamotrigin bisher bei manisch-depressiven Erkrankungen nur zur Rezidivprophylaxe depressiver Episoden zugelassen ist. Vorteil von Lamotrigin ist, dass damit im Gegensatz zu einigen Antidepressiva trotz der antidepressiven Wirkung ein Umschlagen (= Switch) in eine Manie nicht begünstigt wird (siehe auch S. 45 f).

Tabelle **17** Mögliche Einsatzgebiete von Lamotrigin*

- Behandlung depressiver Episoden
- Rezidivprophylaxe (vor allem Vorbeugung depressiver Episoden)
- Rapid Cycling
- Epilepsie

* Die genannten Indikationen sind nicht notwendigerweise offiziell zugelassen

Einnahme von Lamotrigin

Lamotrigin ist in Tablettenform in verschiedenen Dosierungen erhältlich. Die therapeutisch wirksame Lamotrigindosis kann von Patient zu Patient unterschiedlich sein.

Wird Lamotrigin als Monotherapie (als einziges Medikament) verschrieben, so beträgt die Dosierung für die Rezidivprophylaxe in der Regel 200 mg/Tag, unter Umständen kann eine höhere oder niedrigere Dosierung zwischen 100 und 400 mg/Tag notwendig sein. Wichtig ist, dass die Dosis zu Beginn langsam gesteigert wird, um unerwünschte (ggf. gefährliche) allergische Hautreaktionen zu vermeiden. Normalerweise beginnt die Therapie mit einer Dosis von 25 mg/Tag in den ersten zwei Wochen und 50 mg in den folgenden 2 Wochen und wird dann in einem Zeitraum von insgesamt 6 Wochen auf die Zieldosis gesteigert. Die verschriebene Dosis sollte je nach Empfehlung des Arztes in ein oder zwei Tagesdosen eingenommen werden.

! Bei Lamotrigin muss die Aufdosierung unbedingt langsam erfolgen.

Gegenanzeigen

Lamotrigin darf nicht angewendet werden (Kontraindikation) bei Patienten mit bekannter Überempfindlichkeit gegen Lamotrigin selbst, d.h. wenn dieses Medikament früher schon einmal gegeben wurde und eine Allergie ausgelöst hat. Anwendungsbeschränkungen bestehen für Patienten mit eingeschränkter Leber- oder Nierenfunktion.

Zur Einnahme von Lamotrigin während Schwangerschaft und Stillzeit siehe S. 113 f.

Wechselwirkung mit anderen Arzneimitteln

Werden zwei oder mehrere Medikamente in Kombination gegeben, dann kann es durch Wechselwirkungen dieser Medikamente untereinander zu einer veränderten Wirksamkeit der Arzneimittel kommen (siehe auch S. 60 f). So beschleunigt die gleichzeitige Verabreichung der enzyminduzierenden Arzneimittel Carbamazepin, Phenytoin, Phenobarbital oder Primidon mit Lamotrigin den Abbau von Lamotrigin, während die gleichzeitige Gabe von Valproat und Lamotrigin dessen Abbau hemmt. Werden also die oben genannten enzyminduzierenden Arzneimittel gemeinsam mit Lamotrigin eingenommen, so ist ein verminderter Lamotriginspiegel im Blut zu erwarten, während sich bei gleichzeitiger Einnahme von Lamotrigin und Valproat ein erhöhter Lamotriginspiegel ergeben kann. In beiden Fällen ist eine individuelle Dosisanpassung von Lamotrigin zu empfehlen.

Die gleichzeitige Einnahme von hormonellen Kontrazeptiva (Antibabypille) kann zu deutlich verminderten Lamotriginkonzentrationen im Blut führen. Bei einer Dosisanpassung ist in diesem Fall allerdings zu beachten, dass bei Absetzen des Kontrazeptivums (auch in der „Pillenpause") ein Anstieg der Lamotriginkonzentration zu erwarten ist. Deshalb sollte eine Kontrolle der Lamotriginkonzentration im Blut erfolgen und jede Veränderung bei der Einnahme der Pille unbedingt dem behandelnden Arzt mitgeteilt werden.

Es gibt Hinweise, dass Lamotrigin umgekehrt auch die Wirksamkeit hormoneller Kontrazeptiva herabsetzen kann. Diese Wechselwirkungen scheinen nach neueren Untersuchungen jedoch kein klinisch relevantes Ausmaß zu erreichen.

! Bei der Kombination mit Valproat muss die Aufdosierung von Lamotrigin besonders vorsichtig erfolgen und die Dosis niedrig gewählt werden.

Unerwünschte Wirkungen von Lamotrigin

Lamotrigin wird in der Regel gut vertragen. Trotzdem können wie bei anderen Medikamenten neben den erwünschten Wirkungen auch unerwünschte Wirkungen auftreten.

> Bei bis zu 12 % der Patienten, die Lamotrigin einnehmen, treten allergische Hautveränderungen auf. Nur in seltenen Fällen kommt es dabei zu lebensbedrohenden Haut- und Schleimhautreaktionen (Quincke-Ödem, Stevens-

Johnson-Syndrom, Lyell-Syndrom). Ein Absetzen der Therapie führt normalerweise wieder zu Beschwerdefreiheit, allerdings können in seltenen Fällen irreversible Narben zurückbleiben.

Das Risiko für allergische Hautveränderungen ist dann besonders hoch, wenn die Einnahme mit einer hohen Dosis beginnt, schnell gesteigert wird oder Lamotrigin in Kombination mit Valproat eingenommen wird (ohne dass eine Dosisanpassung erfolgt). Damit lassen sich die oben genannten Aussagen deutlich relativieren: Eine nicht zu hohe Dosis zu Beginn der Therapie, eine langsame Dosissteigerung sowie die Vermeidung einer Kombination von Lamotrigin mit Valproat können das Gesamtrisiko für Hautreaktionen deutlich reduzieren. Es gibt für die Eindosierung von Lamotrigen klare Regeln, die sich in der Praxis gut bewährt haben (siehe S. 110).

Weitere häufige Nebenwirkungen im Zusammenhang mit der Einnahme von Lamotrigin sind Kopfschmerzen, motorische Unruhe und gesteigerte körperliche Erregbarkeit, Schläfrigkeit sowie Schmerzen (insbesondere Gelenk- und Rückenschmerzen), Störungen der Bewegungskoordination, Sedierung (dämpfende Wirkung), Schlafstörungen sowie Übelkeit und Erbrechen. Dabei ist zu bedenken, dass die meisten Patienten gar keine oder nur leichte Nebenwirkungen wahrnehmen. Treten jedoch die beschriebenen Symptome oder andere Veränderungen im Zusammenhang mit der Lamotriginbehandlung auf, so sollte der Arzt darüber unverzüglich informiert werden. Nur wenn etwaige Sorgen bezüglich der Medikation offen angesprochen werden, kann der Arzt gemeinsam mit dem Patienten nach einer Lösung suchen.

Kennzeichen einer Überdosierung

Bei starker Überdosierung wurden Symptome wie Sedierung (Dämpfung), Ataxie (Störung der Bewegungskoordination), Doppeltsehen sowie Übelkeit und Erbrechen beobachtet. In solchen Fällen sollte der Patient ins Krankenhaus eingewiesen, überwacht und mit unterstützenden Maßnahmen behandelt werden. Unter Umständen muss eine Magenspülung durchgeführt werden.

Notwendige Kontrolluntersuchungen unter Lamotrigin

Wie bei den anderen stimmungsstabilisierenden Medikamenten ist es auch bei der Einnahme von Lamotrigin wichtig, vor der Therapie einige Kontrolluntersuchungen durchzuführen. Neben dem aktuellen Blutbild sollten die Leberwerte bestimmt werden. Die Untersuchungen sollten nach 2–4 Wochen wiederholt werden, um mögliche Veränderungen während der Therapie erkennen zu können. Weitere Kontrollen sind dann bei normalen Werten nicht notwendig.

Eine kontinuierliche Untersuchung der Plasmakonzentration von Lamotrigin muss bei Monotherapie nicht durchgeführt werden, kann aber bei einzelnen Patienten indiziert sein, wenn das Medikament in Kombination mit anderen Medikamenten, insbesondere mit Valproat oder Carbamazepin, gegeben wird.

Schwangerschaft und Stillzeit unter Lamotrigin

Die Einnahme von Lamotrigin während der Schwangerschaft gilt nach derzeitigem Kenntnisstand als relativ sicher. Da jedoch Lamotrigin noch nicht lange für die Langzeittherapie zur Verhinderung depressiver Episoden zugelassen ist und gerade in der Langzeittherapie die Frage nach der Sicherheit in der Schwangerschaft besonders relevant wird, sind für Patientinnen mit bipolaren Störungen bisher noch nicht viele Daten vorhanden. Daher muss auf Studien mit Epilepsiepatientinnen zurückgegriffen werden, um das Risiko der Einnahme während der Schwangerschaft einzuschätzen. In einer solchen Studie traten bei 2,9 % der mit Lamotrigin als Monotherapie behandelten Patientinnen Missbildungen beim Kind auf. Diese Rate entspricht dem Auftreten von Missbildungen in der Allgemeinbevölkerung. Ob und in wieweit diese Ergebnisse jedoch auch auf Patientinnen mit bipolaren Erkrankungen übertragen werden können, ist noch unklar. Aus einer neueren Studie ergibt sich der Hinweis, dass bei Einnahme von Lamotrigin in der Schwangerschaft dosisabhängig (über 200 mg) ein gewisses Fehlbildungsrisiko bestehen könne (Gaumen-/Lippenspalte), weshalb Warnhinweisbriefe an alle Ärzte verschickt wurden. Eine Bestätigung dieser Ergebnisse durch weitere Studien steht noch aus. Auch bei einer Behandlung mit Lamotrigin in der Schwangerschaft sollte daher sorgfältig abgewogen werden, ob eine solche Behandlung tatsächlich notwendig ist (siehe auch S. 61 ff).

Zu beachten ist, dass das Fehlbildungsrisiko bei einer Kombinationstherapie deutlich höher liegt als bei einer Monotherapie mit Lamotrigin.

Es gibt Hinweise darauf, dass die Konzentration von Lamotrigin im Blut während der Schwangerschaft vermindert sein kann. Daher muss die Dosis unter Umständen erhöht werden, um einen Krankheitsrückfall zu vermeiden. Eine entsprechende Reduktion nach der Entbindung darf dann aber nicht vergessen werden.

Stillzeit: Nach der bisherigen Datenlage ist Lamotrigin „stillverträglich", d.h. eine Schädigung des Säuglings ist bisher nicht bekannt geworden. Lamotrigin tritt jedoch gewöhnlich in einer Konzentration von 40–60% der Blutkonzentration in die Muttermilch über. Deshalb sollte auch bei der Entscheidung für oder gegen das Stillen eine sorgfältige Nutzen-Risiko-Abwägung stattfinden.

Zu Interaktionen von Lamotrigin mit Kontrazeptiva (Antibabypille) siehe S. 111.

Rezidivprophylaxe mit Lamotrigin – Vor- und Nachteile

> Mit dem Nachweis der prophylaktischen Wirksamkeit von Lamotrigin besteht eine weitere gute Behandlungsalternative für Patienten mit bipolaren Erkrankungen. Vorteil der Behandlung mit Lamotrigin ist, dass das Medikament mit Ausnahme von einigen Patienten mit Hautnebenwirkungen normalerweise sehr gut vertragen wird. Daher ist auch die Akzeptanz bei den Patienten hoch. So ist z. B. eine Gewichtszunahme wie bei den meisten anderen Mood Stabilizern unter Lamotrigin nicht zu erwarten.
> Ein weiterer Vorteil von Lamotrigin ist, dass mit diesem Wirkstoff ein guter antidepressiver Effekt erreicht werden kann, dabei – im Gegensatz zur Behandlung mit bestimmten Antidepressiva – aber ein Switch in eine Manie nicht begünstigt wird.
> Nachteil einer Behandlung mit Lamotrigin ist, dass zwar die depressiven Episoden gut verhindert werden, der prophylaktische Schutz vor manischen Episoden mit der alleinigen Gabe von Lamotrigin (Monotherapie) aber nicht ausreichend gewährleistet ist. Daher ist bei Patienten mit Bipolar-I-Störungen zumeist eine Kombination mit einem manieverhindernden Medikament notwendig, um sie auch vor weiteren manischen Phasen zu schützen.

! Lamotrigin verhindert depressive Episoden und ist gewichtsneutral.

Olanzapin

Olanzapin gehört zur Medikamentengruppe der atypischen Neuroleptika. Diese auch „Atypika" genannten Medikamente wurden seit Anfang der 90er-Jahre vor allem zur Behandlung von Schizophrenien eingesetzt. In den letzten Jahren konnte die Wirksamkeit von Olanzapin auch in der Behandlung akuter Manien und in der Rezidivprophylaxe bipolarer Störungen nachgewiesen werden. Olanzapin ist damit das erste Neuroleptikum, für das stimmungsstabilisierende Eigenschaften nachgewiesen wurden. Olanzapin ist mittlerweile für die Behandlung akuter Manien sowie zur Phasenprophylaxe manischer und depressiver Episoden zugelassen (Einschränkung in Deutschland: bei Patienten, deren manische Phase auf eine Behandlung mit Olanzapin angesprochen hat). Olanzapin wird bei bipolaren Störungen häufig eingesetzt.

Klinische Wirkung von Olanzapin

Neben der guten antipsychotischen Wirkung, die für Olanzapin vor allem im Zusammenhang mit schizophrenen Erkrankungen nachgewiesen werden konnte, ist das Medikament sehr wirksam in der Akutbehandlung manischer Episoden sowie in der Verhinderung manischer und depressiver Rezidive. Dabei scheint der manieverhindernde Effekt stärker ausgeprägt zu sein als die depressionsverhütende Wirkung. Auch bei Manien mit psychotischen Symptomen zeigt Olanzapin eine gute Wirkung. Zusätzlich gibt es Anhaltspunkte dafür, dass Olanzapin bei der Behandlung von Rapid Cycling und gemischten Episoden wirksam ist. Die genannten sowie einige weitere Einsatzgebiete sind in Tab. **18** dargestellt.

Tabelle **18** Mögliche Einsatzgebiete von Olanzapin*

- Behandlung von Manien
- Behandlung gemischter Episoden
- Rezidivprophylaxe manischer und depressiver Episoden
- Behandlung von Rapid Cycling
- Behandlung schizoaffektiver Störungen

- Schizophrenien
- therapieresistente Depressionen
- therapieresistente Zwangsstörungen
- neurologische Erkrankungen wie z. B. Tic-Störungen

* Die genannten Indikationen sind nicht notwendigerweise offiziell zugelassen

Einnahme von Olanzapin

Olanzapin gibt es in verschiedenen Darreichungsformen. In der Langzeittherapie sind Film- und Schmelztabletten üblich. Daneben ist Olanzapin auch als Pulver zur Herstellung einer Injektionslösung erhältlich.

Die therapeutisch wirksame Olanzapindosis kann von Patient zu Patient unterschiedlich sein. In der Akutbehandlung der Manie werden meist höhere Dosen eingesetzt als in der Erhaltungstherapie. Als Anfangsdosis werden 5 – 10 mg pro Tag als Einmalgabe (vorzugsweise zur Nacht) empfohlen, für die Langzeitbehandlung 10 – 20 mg pro Tag. In der Akutbehandlung sind unter Umständen vorübergehend höhere Dosierungen (30 – 40 mg/Tag) nötig.

Die Einnahme von Olanzapin kann unabhängig von den Mahlzeiten erfolgen, da die Aufnahme von Olanzapin in den Blutkreislauf durch die Nahrung nicht beeinflusst wird.

Gegenanzeigen

Bei Patienten mit bekanntem Risiko eines Engwinkelglaukoms (Grüner Star) darf Olanzapin nicht verabreicht werden (absolute Kontraindikation). Anwendungsbeschränkungen liegen vor bei Patienten mit Prostatavergrößerung, paralytischem Ileus (Darmverschluss), einer Parkinson-Erkrankung sowie Psychosen oder Verhaltensstörungen im Rahmen einer Demenz. Auch bei Leberfunktionsstörungen oder gleichzeitiger Behandlung mit leberschädigenden Arzneimitteln, einer Verringerung der Anzahl der weißen Blutkörperchen (Leukopenien oder Neutropenien), Knochenmarksdepressionen sowie Krampfanfällen oder Herzschädigungen in der Krankenvorgeschichte ist Vorsicht geboten.

Da sich durch die langfristige Einnahme von Olanzapin ein Diabetes (Zuckerkrankheit) entwickeln oder verschlechtern kann, müssen Patienten mit Diabetes oder Risikofaktoren für die Entwicklung eines Diabetes entsprechend überwacht werden. Bei diesen Patienten sollten regelmäßige Blutzuckerkontrollen durchgeführt werden und die Medikation bei Verschlechterung der Werte gegebenenfalls umgestellt werden.

Zur Einnahme von Olanzapin während Schwangerschaft und Stillzeit siehe S. 119.

Wechselwirkungen mit anderen Arzneimitteln

Bei der gleichzeitigen Einnahme von zwei oder mehr Medikamenten kann es zu Wechselwirkungen und in diesem Zusammenhang zu einer veränderten Wirksamkeit der eingenommenen Medikamente kommen. Diese veränderte Wirkung kann erwünscht sein (wenn zum Beispiel ein besserer therapeutischer Effekt durch die Kombinationstherapie erzielt wird). Häufiger führen aber Kombinationen zu vermehrten unerwünschten Effekten.

Sowohl das Antikonvulsivum Carbamazepin als auch das Rauchen beschleunigen den Stoffwechsel von Olanzapin. Dadurch kann es zu einer niedrigeren Konzentration von Olanzapin im Blut kommen.

Die Einnahme des Antidepressivums Fluvoxamin und einiger anderer Medikamente (z.B. Antibiotika wie Ciprofloxacin) verlangsamt dagegen den Abbau von Olanzapin und führt somit zu einem Anstieg der Konzentration von Olanzapin im Blut.

Andererseits kann auch Olanzapin die Konzentration und die Wirksamkeit anderer, gleichzeitig verarbreichter Medikamente beeinflussen; z.B. kann die Wirkung direkter und indirekter Dopaminagonisten (Medikamente zur Behandlung der Parkinson-Erkrankung) abgeschwächt werden.

Werden Olanzapin und Valproat gleichzeitig angewendet, kann das Risiko einer Neutropenie (Abnahme der Anzahl der weißen Blutkörperchen) erhöht sein.

Aus diesen Gründen sollte die gleichzeitige Einnahme anderer Medikamente unbedingt mit dem Arzt besprochen werden.

Unerwünschte Arzneimittelwirkungen von Olanzapin

Olanzapin ist üblicherweise gut verträglich. Wie bei anderen Medikamenten, können aber auch hier unerwünschte Wirkungen auftreten.

> Die häufigsten unerwünschten Wirkungen von Olanzapin sind Schläfrigkeit, Steigerung des Appetits bis hin zu Heißhungerattacken, Gewichtszunahme sowie ein erhöhter Plasmaprolaktinspiegel (Erhöhung der Konzentration des Hormons Prolaktin im Blut). Vor allem eine mögliche Gewichtszunahme stellt für viele Patienten ein Problem dar, das nicht unbeachtet bleiben sollte. Eine sorgfältige Ernährung und ausreichend Bewegung kann hier unter Umständen Abhilfe schaffen. Außerdem gibt es Hinweise darauf, dass bei Einnahme von Olanzapin als Schmelztablette (Velotab) die Appetitsteigerung weniger stark ausgeprägt ist.

Weitere mögliche unerwünschte Wirkungen sind eine Eosinophilie (Erhöhung der Anzahl bestimmter Immunzellen), ein erhöhter Glukosespiegel sowie in seltenen Fällen die Entwicklung oder Verschlechterung eines Diabetes mellitus (Zuckerkrankheit). Daneben können Schwindelgefühle, Mundtrockenheit und Verstopfung, motorische Unruhe, parkinsonähnliche Symptome, Dyskinesien (Störungen des Bewegungsablaufes) und eine Erhöhung der Leberwerte auftreten.

Zu beachten ist, dass bei vielen Patienten kaum unerwünschte Wirkungen auftreten, über eventuelle Beschwerden sollte auf jeden Fall der Arzt informiert werden.

! Bei einer Behandlung mit Olanzapin muss wegen der Gefahr der Entwicklung eines Metabolischen Syndroms auf Gewicht und Blutzucker geachtet werden.

Überdosierung und Olanzapinintoxikation

Übliche Symptome einer Olanzapinintoxikation (= Vergiftung) sind eine Beschleunigung des Pulses (Tachykardie), starke Unruhe, Aggressivität, Sprachstörungen (Dysarthrie), extrapyramidal-motorische Symptome sowie Bewusstseinsstörungen, bis zum Koma. Daneben können Atembeschwerden, Blutdruckstörungen und Krampfanfälle auftreten. Bei einer Intoxikation sollte der Patient im Krankenhaus überwacht und behandelt werden. Unter Umständen kann eine Magenspülung oder die Gabe von Aktivkohle sinnvoll sein.

Notwendige Kontrolluntersuchungen unter Olanzapin

Auch unter Olanzapin sind vor und während der Therapie verschiedene Untersuchungen notwendig. Neben der Kontrolle des Blutbildes und der Leberwerte wird empfohlen, ein EKG (Elektrokardiogramm) abzuleiten. Diese Untersuchungen sollten während der Therapie in bestimmten Abständen wiederholt werden. Eine Untersuchung des Blutbildes sollte dabei nach ca. 4 Wochen, nach 3 und 6 Monaten und danach in halbjährlichen Abständen erfolgen. Leberwertkontrollen und EKG sind nach 4 Wochen und dann halbjährlich bis jährlich zu empfehlen. Aufgrund des Risikos einer Gewichtszunahme und der Entwicklung eines Metabolischen Syndroms (siehe S. 70) bzw. eines Diabetes mellitus ist eine regelmäßige Kontrolle des Blutzuckerspiegels und der Blutfette (zu Beginn alle 4 Wochen, dann vierteljährlich) sowie des Körpergewichtes (z. B. zu Beginn 14-tägig, dann vierteljährlich) notwendig.

Schwangerschaft und Stillzeit unter Olanzapin

Es gibt bisher noch keine ausreichenden Daten, um die Auswirkungen einer Einnahme von Olanzapin während der Schwangerschaft auf den Fetus sicher beurteilen zu können. Nach der bisherigen Studienlage gibt es keine Hinweise auf ein erhöhtes Fehlbildungsrisiko unter Olanzapin. Trotzdem kann aufgrund der bisher noch zu geringen Studienzahl eine fruchtschädigende Wirkung durch Olanzapin nicht ausgeschlossen werden.

Ein Nachteil der Einnahme von Olanzapin während der Schwangerschaft liegt in einem erhöhten Risiko für die Mutter, Diabetes zu entwickeln. Diese Gefahr ist vor allem dann erhöht, wenn bei der Mutter bereits Risikofaktoren für Diabetes vorliegen. Die Entwicklung eines Schwangerschaftsdiabetes kann möglicherweise zu Geburtskomplikationen führen.

Insgesamt ist ein Abbruch der Medikation mit Olanzapin nach Bekanntwerden einer Schwangerschaft nicht generell zu empfehlen. Die möglichen Vorteile einer Behandlung (z. B. psychische Stabilität der Mutter und dadurch weniger schädigendes Verhalten wie z. B. Alkoholkonsum) sollten sorgfältig gegen eventuelle Risiken abgewogen werden.

Stillzeit: Da Olanzapin in die Muttermilch übergeht und die bisherige Datenlage zu den Auswirkungen des Stillens noch sehr gering ist, sollten Mütter, die Olanzapin einnehmen, vorsichtshalber auf das Stillen verzichten.

Olanzapinprophylaxe – Vor- und Nachteile

Olanzapin ist ein sehr effektives Medikament in der Behandlung akuter Manien. Vor allem Patienten, die während der Behandlung einer akuten Manie gut auf Olanzapin angesprochen haben, können auch zur Rezidivprophylaxe mit Olanzapin weiterbehandelt werden. Damit stellt Olanzapin in der Rückfallverhütung eine weitere Alternative zu konventionellen Medikamenten wie Lithium und Carbamazepin dar. Die phasenprophylaktischen Eigenschaften beziehen sich dabei vor allem auf die Verhinderung manischer Rezidive, das Medikament kann aber anscheinend auch erneuten depressiven Krankheitsphasen vorbeugen. Vorteilhaft ist dabei, dass das Medikament sowohl zur Akutbehandlung als auch in der Langzeittherapie eingesetzt werden kann. Somit ist nach Abklingen der Krankheitsphase für die Langzeittherapie unter Umständen keine Umstellung der Medikation notwendig. Auch die gute Wirksamkeit bei psychotischen Symptomen kann in der Behandlung von Patienten mit bipolaren Erkrankungen hilfreich sein. Für eine regelmäßige Einnahme ist es günstig, dass das Medikament nur einmal täglich eingenommen werden muss.

Insgesamt ist Olanzapin gut verträglich, einen kritischen Faktor stellt jedoch die häufig beobachtete Gewichtszunahme und das Risiko der Entwicklung eines Metabolischen Syndroms dar. Hier ist eine ausführliche Beratung des Patienten bezüglich möglicher Gegenmaßnahmen, wie ausgewogene Ernährung und regelmäßige Bewegung, wichtig.

7 FAQ – Das Wichtigste in Kürze

Was sind Mood Stabilizer?

Mood Stabilizer (Stimmungsstabilisierer) sind Medikamente, die sich regulierend auf die Stimmung auswirken, also die Stimmung stabilisieren. Medikamente aus dieser Gruppe wirken gegen mindestens einen der beiden Pole der manisch-depressiven Erkrankung, wirken also antimanisch oder antidepressiv ohne dabei eine Episode des anderen Pols zu begünstigen und sollen neu auftretende Krankheitsphasen verhindern (siehe auch S. 46 f, 55 ff).

Wann werden Mood Stabilizer in der Behandlung der manisch-depressiven (bipolaren) Erkrankung eingesetzt?

Stimmungsstabilisierende Medikamente werden in allen Phasen der Behandlung eingesetzt, also sowohl in der Akuttherapie als auch in der Erhaltungstherapie und Rezidivprophylaxe (siehe auch S. 40 ff).

Was bewirken stimmungsstabilisierende Medikamente bei der bipolaren Störung?

In der Akuttherapie wirken stimmungsstabilisierende Medikamente gegen Manien und/oder gegen Depressionen. Werden sie nach Abklingen der Symptomatik zur Erhaltungstherapie und Rezidivprophylaxe weiter eingenommen, so verhindern sie einen Rückfall bzw. das Neuauftreten zukünftiger Krankheitsphasen. Eine suizidverhindernde Wirkung wird insbesondere Lithium zugeschrieben (siehe auch S. 46 ff).

Welche stimmungsstabilisierenden Medikamente gibt es?

Zurzeit sind neben den „klassischen" Mood Stabilizern Lithium und Carbamazepin auch die Antiepileptika Valproat und Lamotrigin sowie das atypische Neuroleptikum Olanzapin als stimmungsstabilisierende Medikamente für die Akut- und Erhaltungstherapie sowie die Rezidivprophylaxe zugelassen. Weitere Wirkstoffe wie z. B. Quetiapin, Aripiprazol und Risperidon werden intensiv auf ihre stimmungsstabilisierenden Eigenschaften hin untersucht (siehe auch Tab. **6**, S. 46 und Tab. **8**, S. 56).

Wann ist eine vorbeugende Therapie mit Mood Stabilizern zu empfehlen?

Ob eine vorbeugende Therapie notwendig ist, hängt vom bisherigen Verlauf ab. Die Entscheidung muss immer individuell getroffen werden. Neben der Häufigkeit, der Schwere und der Dauer der Erkrankung ist auch der Wunsch des Betroffenen entscheidend. Denn eine rezidivprophylaktische Behandlung macht nur dann Sinn, wenn sie konsequent durchgeführt wird. Spätestens nach der dritten Krankheitsphase ist in den meisten Fällen eine rezidivprophylaktische Behandlung eindeutig indiziert (siehe auch S. 51 f, 54 f).

Welches stimmungsstabilisierende Medikament wirkt am besten?

Diese Frage ist nicht allgemeingültig zu beantworten und die Antwort hängt von der individuellen Symptomatik und Vorgeschichte ab. Für alle bisher zugelassenen Medikamente ist eine gute Wirksamkeit in der Akuttherapie und Rezidivprophylaxe nachgewiesen. Im Bezug auf depressive Episoden zeigen vor allem Lithium und Lamotrigin besonders gute Effekte sowohl in der Akut- als auch in der Langzeittherapie. Die anderen Mood Stabilizer (Valproat, Olanzapin und Carbamazepin) scheinen eine etwas geringere antidepressive Wirkung aufzuweisen. Sie können in Kombination mit einem Antidepressivum verabreicht werden, um einen Switch in eine Manie zu verhindern. Zur Behandlung und Vorbeugung manischer Episoden sind Lithium, Valproat und Olanzapin besonders wirksam. Der manieverhütende Effekt von Lamotrigin ist dagegen weniger stark ausgeprägt. Ist der Patient selbstmordgefährdet (suizidal), so ist vor allem Lithium zu empfehlen, da es nach neueren Untersuchungen zusätzlich eine suizidverhindernde Wirkung aufweist (siehe auch S. 46 ff, 55 ff, Tab. **8**).

Wann setzt die Wirkung der stimmungsstabilisierenden Medikamente ein?

In der Akuttherapie dauert es in der Regel einige Tage bis Wochen, bis die antidepressive oder antimanische Wirkung eines Mood Stabilizers einsetzt. Für die Rezidivprophylaxe ist diese Frage schwieriger zu beantworten, denn man weiß nie, wie die Krankheit ohne die Einnahme des prophylaktischen Medikamentes verlaufen wäre. Aus diesem Grund wird die vorbeugende Wirkung oft erst nach einem Zeitraum von Monaten oder Jahren deutlich.

Was tun, wenn der Mood Stabilizer nicht ausreichend wirkt?

Wenn trotz einer Behandlung mit einem Mood Stabilizer weiterhin Depressionen oder Manien auftreten, muss die Behandlung überprüft werden.

Ist es zu einer teilweisen Besserung des Krankheitsverlaufs gekommen, können folgende Änderungen den Therapieerfolg steigern:
- Erhöhung der Dosis des Mood Stabilizers,
- Kombination mit einem oder mehreren Mood Stabilizern.

Weitere Möglichkeiten, insbesondere auch bei fehlender Wirkung des Mood Stabilizers, sind:
- Umstellung auf einen oder mehrere andere Mood Stabilizer,
- Therapie mit Schilddrüsenhormonen oder Kalziumantagonisten,
- nichtmedikamentöse Therapieverfahren (z. B. Elektrokrampftherapie).

Die überwiegende Zahl der Patienten spricht auf eine vorbeugende Behandlung mit Lithium, Carbamazepin, Valproat, Olanzapin oder Lamotrigin an. Aber auch wenn mehrere Therapieversuche nicht den gewünschten Erfolg haben, besteht weiterhin berechtigte Hoffnung, wirksame Maßnahmen zur Vorbeugung depressiver und manischer Verstimmungen zu finden (siehe auch S. 53).

Kann man stimmungsstabilisierende Medikamente kombinieren?

Eine Kombination von stimmungsstabilisierenden Medikamenten ist möglich und in vielen Fällen auch sehr sinnvoll: Zum einen können durch die Kombination verschiedene Aspekte der manisch-depressiven Erkrankung behandelt werden (z. B. depressionsverhindernde und antipsychotische Wirkung), zum anderen kann damit häufig eine Verbesserung der Wirksamkeit erreicht werden. Wenn zwei Mood Stabilizer in niedriger Dosis kombiniert werden, kann die Verträglichkeit besser sein, als bei einer höher dosierten Monotherapie (siehe auch S. 65 ff, Tab. **9**).

Was ist bei einer Kombinationstherapie mit Mood Stabilizern zu beachten?

Grundsätzlich sollten nur so viele Medikamente kombiniert werden, wie nötig, da bei der Einnahme von mehreren Medikamenten auch das Risiko für unerwünschte Wirkungen ansteigen kann. Die Dosierung der kombinierten Medikamente sollte möglichst niedrig gewählt werden. Außerdem müssen mögliche Arzneimittelwechselwirkungen beachtet werden da sich dadurch die Wirksamkeit der eingenommenen Medikamente abschwächen oder verstärken kann. Eine abgeschwächte Wirkung der Medikamente kann dazu führen, dass ein zuverlässiger Schutz vor einem Krankheitsrückfall nicht mehr gewährleistet ist. Eine verstärkte Wirkung kann dagegen zu unerwünschten Wirkungen bis hin zu einer Medikamentenvergiftung (Intoxikation) führen (siehe auch S. 67).

Wie lange muss man stimmungsstabilisierende Medikamente einnehmen?

Über die Dauer der Behandlung sollten Arzt und Patient gemeinsam entscheiden. Es kann sinnvoll sein, die Behandlung zunächst für zwei bis drei Jahre zu planen. Nach Ablauf dieser Zeit sollte der Krankheitsverlauf unter der Einnahme des Mood Stabilizers mit dem Verlauf vor Beginn der Behandlung verglichen werden.

Die meisten Betroffenen werden die bessere seelische Stabilität unter der Einnahme des Mood Stabilizers als positive Erfahrung bewerten und sich entscheiden, die Therapie fortzusetzen. Sollen die Medikamente jedoch abgesetzt werden, so sollte dies langsam geschehen, da es deutliche Hinweise gibt, dass das Risiko für einen Rückfall erhöht ist, wenn die Medikamente zu schnell abgesetzt werden (siehe auch S. 52 f).

Machen stimmungsstabilisierende Medikamente abhängig?

Keiner der bisher zugelassenen Mood Stabilizer macht abhängig (siehe auch S. 52).

Kann die Wirkung der stimmungsstabilisierenden Medikamente nachlassen?

Mood Stabilizer wirken nur, wenn sie regelmäßig eingenommen werden. Für die Rezidivprophylaxe muss die Einnahme auch dann zuverlässig erfolgen, wenn alle Krankheitszeichen vollständig abgeklungen sind.

Nach Absetzen des vorbeugend wirkenden Medikaments treten in der Regel wieder depressive und manische Krankheitsphasen auf – entsprechend dem natürlichen Krankheitsverlauf.

Auch bei regelmäßiger Einnahme der Medikamente können im Verlauf der Krankheit neue Episoden auftreten, denn es ist möglich, dass der Schweregrad der Erkrankung hintergründig zugenommen hat und die bisherige Medikation deshalb nicht mehr ausreichend ist.

Wann sollten die Mood Stabilizer wieder abgesetzt werden?

Ein Mood Stabilizer sollte in Absprache mit dem Arzt abgesetzt werden, wenn
- schwer wiegende oder stark beeinträchtigende Nebenwirkungen auftreten,
- das Medikament sich als wirkungslos erwiesen hat.

Was muss man bedenken, wenn man die Mood Stabilizer wieder absetzen möchte?

Jahrelange Freiheit von Krankheitsphasen während einer rezidivprophylaktischen Behandlung mit Mood Stabilizern ist häufig der Grund, dass Patienten wünschen, die vorbeugende Behandlung zu beenden. Diese kann aber gerade der Grund für die psychische Stabilität sein.

Es muss bedacht werden, dass durch die Behandlung mit stimmungsstabilisierenden Medikamenten die Krankheit nicht „geheilt", sondern „unter Kontrolle gehalten" wird:
- Nach Absetzen entfällt der vorbeugende Schutz des Medikaments und die Erkrankung zeigt wieder ihren natürlichen Verlauf. Es besteht daher ein hohes Risiko, dass Krankheitsphasen wiederkehren.
- Vor allem bei Patienten mit bipolaren affektiven Störungen besteht bis ins hohe Lebensalter eine große Wahrscheinlichkeit, dass sie erneut erkranken. Ein vorbeugender Schutz ist dringend anzuraten, ein Absetzen des Medikaments besonders riskant.
- Eindeutig gegen einen Absetzversuch spricht, wenn sich der Krankheitsverlauf unter der Behandlung mit einem (oder mehreren) Mood Stabilizer(n) zwar deutlich gebessert hat, aber dennoch weiterhin spürbare depressive oder manische Verstimmungen aufgetreten sind (siehe auch S. 53 f, Abb. **10**).

Wie sollten stimmungsstabilisierende Medikamente abgesetzt werden?

Bei einem Absetzversuch nach mehrjähriger Behandlung mit einem Mood Stabilizer sollte die Dosis, möglichst über Monate, schrittweise reduziert werden. Wenn unter einer geringeren Dosis der seelische Zustand stabil bleibt, kann schließlich ein Absetzen gewagt werden (siehe auch S. 53 f).

Was sind die Risiken des plötzlichen Absetzens der Mood Stablilizer?

Bei abruptem Absetzen von Mood Stabilizern können:
- sehr rasch wieder depressive oder manische Krankheitsphasen einsetzen,
- bei einigen Medikamenten (Carbamazepin, Valproat und Lamotrigin) epileptische Anfälle ausgelöst werden (siehe auch S. 53 f).

Warum ist es wichtig, den behandelnden Arzt über die Einnahme der Pille zu informieren, wenn eine Behandlung mit Mood Stabilizern geplant ist?

Zu beachten ist, dass sich durch die gleichzeitige Einnahme bestimmter stimmungsstabilisierender Substanzen und oraler Kontrazeptiva (Antibabypille) Wechselwirkungen ergeben können. Diese können zum einen zu einer unzureichenden Empfängnisverhütung und zum anderen zu einer unzureichenden prophylaktischen Wirksamkeit des Mood Stabilizers führen. Deshalb sollte der Arzt immer über die Einnahme der „Pille" informiert sein. Besonders wichtig ist es, dem Arzt auch etwaige Veränderungen der Pillen-Einnahme mitzuteilen. Wechselwirkungen mit der Pille sind bisher vor allem für Carbamazepin und Lamotrigin bekannt (siehe auch S. 60 f).

Was muss man bei der Schwangerschaftsverhütung im Zusammenhang mit Carbamazepin beachten?

Carbamazepin kann die Wirksamkeit der Antibabypille abschwächen. Frauen sollten daher:
- Keine Pille mit niedrigem Hormongehalt einnehmen.
- Auf Zwischenblutungen achten! Diese sind ein Hinweis auf unzureichenden Schutz vor Schwangerschaft.
- Zusammen mit ihrem Partner über andere Verhütungsmaßnahmen nachdenken (siehe auch S. 97, 100).

Was muss man bei der Schwangerschaftsverhütung im Zusammenhang mit Lamotrigin beachten?

Orale Kontrazeptiva können den Lamotriginspiegel erheblich reduzieren, wodurch die rezidivprophylaktische Wirkung von Lamotrigin möglicherweise nicht mehr gewährleistet ist. Deshalb sollte in solchen Fällen die Lamotrigindosis angepasst werden. Allerdings muss auch in der „Pillenpause" auf den Lamotriginspiegel geachtet und die Dosis entsprechend angepasst werden, da sonst wegen der fehlenden Hormoneinnahme ein Anstieg des Lamotriginspiegels zu erwarten ist. Umgekehrt kann Lamotrigin bei Pilleneinnahme den Östrogengehalt im Blut vermindern, was aber nach heutigen Kenntnissen die Wirksamkeit der „Pille" nicht beeinträchtigt (siehe auch S. 111).

Dürfen Mood Stabilizer in der Schwangerschaft eingenommen werden?

Grundsätzlich sollte die Einnahme von Medikamenten während der Schwangerschaft so weit wie möglich vermieden werden, da ein erhöhtes Fehlbildungsrisiko beim Fetus nicht ausgeschlossen werden kann. Allerdings muss das Risiko einer erneuten Krankheitsphase gegen dieses Fehlbildungsrisiko sorgfältig abgewogen werden. Dabei ist zu bedenken, dass eine erneute Krankheitsphase (und eventuell damit verbundenes erhöhtes Risikoverhalten der Mutter, wie z. B. Alkoholkonsum) eventuell sogar ein höheres Risiko für das Kind darstellt, vor allem wenn die Krankheitsphase dann mit einer hoch dosierten Pharmakotherapie behandelt werden muss. Es kann daher sinnvoll sein, eine Rezidivprophylaxe auch während der Schwangerschaft weiterzuführen.

Bei der Therapieplanung muss beachtet werden, dass bei Bekanntwerden einer Schwangerschaft während einer rezidivprophylaktischen Behandlung, normalerweise eine besonders kritische Phase der Organbildung bereits abgeschlossen ist. Ein schnelles Absetzen der Medikamente ist in diesem Fall nicht zu empfehlen.

Insgesamt ist es wichtig, bei Kinderwunsch eine Schwangerschaft sorgfältig zu planen und auch den Arzt möglichst frühzeitig über diesen Wunsch zu informieren (siehe auch S. 61 ff, 92 ff, 100 ff, 108, 113 f, 119).

Welches stimmungsstabilisierende Medikament ist in der Schwangerschaft am günstigsten?

Nach heutigem Wissensstand haben Lithium und mit Einschränkungen auch Lamotrigin (s. S. 113) die geringste fruchtschädigende Wirkung. Insgesamt ist aber natürlich auch bei Kinderwunsch eine Behandlung des individuellen Krankheitsbildes des Patienten wichtig. Dabei kann auch die Einnahme anderer stimmungsstabilisierender Medikamente notwendig sein. Die zusätzliche Einnahme von Folsäure vor und während der Schwangerschaft kann das Risiko für Fehlbildungen des Nervensystems reduzieren. Sie ist vor allem bei Einnahme von Carbamazepin und Valproat notwendig, ist aber auch prinzipiell bei Frauen im gebärfähigen Alter empfehlenswert (siehe auch S. 61 ff, 92 ff, 100 ff, 108, 113 f, 119).

Darf man Auto fahren, wenn man stimmungsstabilisierende Medikamente einnimmt?

Die Fahrtauglichkeit ist in einer akuten Krankheitsphase auch ohne jedes Medikament eingeschränkt. Meist gehen diese Phasen mit kognitiven Einbußen einher und auch das Urteilsvermögen kann (z. B. in einer manischen Phase) beeinträchtigt sein. Daher sollten Patienten in einer akuten Krankheitsphase nicht Auto fahren (oder gefährliche Maschinen bedienen).

Die längerfristige Einnahme stimmungsstabilisierender Medikamente ist aber kein Grund vom Autofahren abzuraten, wenn die akute Krankheitsphase abgeklungen ist und keine kognitiven Störungen vorhanden sind. Da Mood Stabilizer Rückfälle verhindern, verbessern sie auf lange Sicht eher die Fahrtauglichkeit. In Einzelfällen wird der Arzt unter Umständen trotzdem vom Autofahren abraten (z. B. bei bestimmten Kombinationstherapien).

Was tun bei neuen Krankheitsphasen?

Viele Patienten lernen, Zeichen einer neuen Krankheitsphase frühzeitig zu erkennen (Frühwarnzeichen) und rechtzeitig ihren behandelnden Arzt aufzusuchen. Je früher eine Behandlung beginnt, desto größer ist die Chance für ein baldiges Abklingen der Beschwerden. Es ist günstig, das Vorgehen bei Wiederauftreten der Symptome vorher mit dem Arzt abzusprechen. Unter Umständen kann im Notfall eine Zusatzdosis der Medikation eingenommen werden. Von einer eigenständigen Erhöhung der Medikamente ohne vorherige Absprache mit dem Arzt ist aber ausdrücklich abzuraten (siehe auch S. 74, 80 f, 85, Abb. **14**)!

Warum ist Psychoedukation wichtig?

Wichtigstes Ziel einer Psychoedukation ist die Vermittlung von Informationen über die Erkrankung und deren Behandlung. Der Patient soll selbst zum Experten seiner Erkrankung werden. Wenn er weiß, was die Behandlung bewirkt, ist seine Motivation zur aktiven Mitarbeit größer. Dies wirkt sich unter Umständen positiv auf die Regelmäßigkeit der Einnahme der Medikamente aus. Auch das Erkennen von Frühwarnzeichen kann ein wichtiges Ziel der Psychoedukation sein. Wenn der Patient diese Signale bei sich selbst kennt, kann dies helfen, eine erneute Krankheitsphase frühzeitig abzufangen. Daneben kann Psychoedukation zu einem verbesserten Umgang mit der Erkrankung führen, Unsicherheiten abbauen und für den Patienten emotional entlastend wirken (siehe auch S. 72 ff, Abb. **12**).

Anhang

Die Autoren

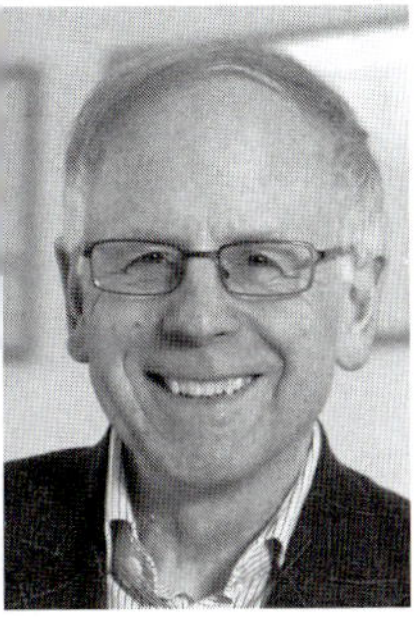

Professor Dr. med. Waldemar Greil ist Ärztlicher Direktor und wissenschaftlicher Beirat der Psychiatrischen Privatklinik Sanatorium Kilchberg bei Zürich, Schweiz. Er leitet zudem an der Klinik für Psychiatrie und Psychotherapie der Ludwig-Maximilians-Universität (LMU) München eine wissenschaftliche Arbeitsgruppe zur Erforschung des Verlaufs und der Langzeitbehandlung bipolarer Störungen. Weiterhin organisiert er internetbasierte Fort- und Weiterbildungen zu diesem Thema und führt eine psychiatrisch-psychotherapeutische Praxis in Zürich.

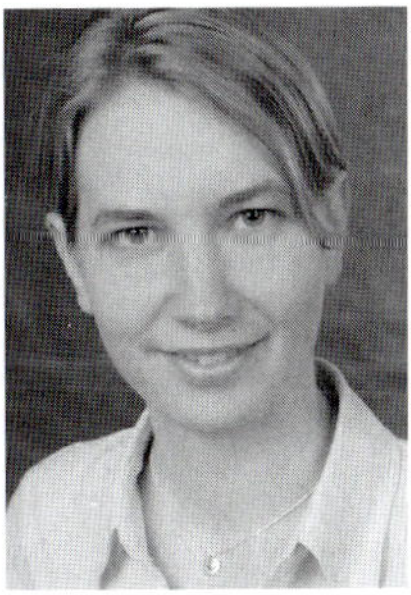

Dipl.-Psych. Dorothee Giersch ist freie Mitarbeiterin in der Arbeitsgruppe zu Verlauf und Langzeitbehandlung bipolarer Störungen an der LMU München. Neben ihrer wissenschaftlichen Tätigkeit arbeitet sie klinisch-psychologisch und behandelt Menschen mit bipolaren Erkrankungen psychotherapeutisch.

Dr. med. Norbert Sassim, der vorgehend ebenfalls an der LMU München und im Sanatorium Kilchberg gearbeitet hat, ist Chefarzt der Klinik für Psychiatrie und Psychotherapie des Krankenhauses Dresden-Friedrichstadt.

Die Autoren sind bemüht, das Buch auf dem aktuellen Stand zu halten und den Bedürfnissen des Lesers anzupassen. Fragen, Anregungen, Kritik und Verbesserungsvorschläge nehmen sie daher gerne entgegen.

Kontakt:
Prof. Dr. med. Waldemar Greil

(a) Klinik für Psychiatrie und Psychotherapie
Universität München (LMU)
Nussbaumstraße 7
D-80336 München
E-Mail: Waldemar.Greil@med.uni-muenchen.de
Homepage: www.campus-psychiatrie.eu

(b) Sanatorium Kilchberg
Psychiatrische Privatklinik
Alte Landstrasse 70–84
CH-8802 Kilchberg
E-Mail: Waldemar.Greil@sanatorium-kilchberg.ch

Auf der Homepage www.campus-psychiatrie.eu werden Verbesserungen und relevante neue Erkenntnisse aufgeschaltet.

Literatur

Im Text zitierte Literatur

J. Angst, A. Gamma, F. Benazzi, V. Ajdacic, D. Eich, W. Rössler: Diagnostic issues in bipolar disorder. European Neuropsychopharmacology 13 (2003) 543 – 550
A. Erfurth, M. Dobmeier, M. Zechendorff (mit einem Geleitwort von W. Greil): Kurzpsychoedukation für bipolare Patienten. Georg Thieme Verlag, Stuttgart, 2005
W. Greil, N. Kleindienst: Concepts in the treatment of bipolar disorder. Acta Psychiatrica Scandinavica 108 Suppl. 418 (2003) 41 – 46
A. Schaub, B. Bernhard, L. Gauck: Kognitiv-psychoedukative Therapie bei bipolaren Erkrankungen. Ein Therapiemanual. Hogrefe, Göttingen, 2004

Empfehlenswerte Literatur in deutscher Sprache

M. Bauer, M. Adli, G. Juckel: Neurobiologie und Therapie bipolarer Erkrankungen. Uni-Med, Bremen, 2005
O. Benkert, H. Hippius: Kompendium der Psychiatrischen Pharmakotherapie. 5. Auflage. Springer Medizin Verlag, Heidelberg, 2005
*P. Bräunig, G. Dietrich: Leben mit bipolaren Störungen. TRIAS Verlag in MVS Medizinverlage, Stuttgart, 2004
A. Erfurth, M. Dobmeier, M. Zechendorff (mit einem Geleitwort von W. Greil): Kurzpsychoedukation für Bipolare Patienten. Das einfache Kurzprogramm in 6 Modulen. Georg Thieme Verlag, Stuttgart, 2005
S. Krüger: Bipolare Störung und Kinderwunsch. Informationen für Ärzte. BoD GmbH, Norderstedt, 2003
*S. Krüger: Mutter werden mit einer bipolaren Störung – was sollte ich wissen? Ein Ratgeber für Patientinnen. BoD GmbH Norderstedt, 2003
*T. Meyer: Manisch-depressiv? Was Betroffene und Angehörige wissen sollten. Beltz Psychologie Verlags Union, Weinheim 2005
T. Meyer, M. Hautzinger: Manisch-depressive Störungen. Kognitiv-verhaltenstherapeutisches Behandlungsmanual. Beltz Psychologie Verlags Union, Weinheim, 2004
H.-J. Möller: Therapie psychiatrischer Erkrankungen. 2. Auflage. Georg Thieme Verlag, Stuttgart, 2000
B. Müller-Oerlinghausen, W. Greil, A. Bergdörfer: Die Lithiumtherapie. 2. Auflage. Springer Verlag, Berlin Heidelberg, 1997
A. Schaub, B. Bernhard, L. Gauck: Kognitiv-psychoedukative Therapie bei bipolaren Erkrankungen. Ein Therapiemanual. Hogrefe, Göttingen, 2004

* Die mit einem Sternchen gekennzeichneten Bücher sind als Information für Betroffene besonders geeignet.

J. Schöpf, B. Müller-Oerlinghausen, E. Ganzoni: Lithium. Standardpräparate der Psychopharmakotherapie. 2. Auflage, Steinkopff, 2005

*M. Schou: Lithiumtherapie affektiver Störungen. Praktische Informationen für Ärzte, Patienten und Angehörige. Georg Thieme Verlag, Stuttgart, 2004

J. Walden, H. Grunze: Bipolare affektive Störungen. Ursachen und Behandlung. Georg Thieme Verlag, Stuttgart, 2006

Empfehlenswerte Literatur in englischer Sprache

G. Goodwin, G. Sachs: Bipolar Disorder. Health Press, Oxford, 2004

M. Maj, H. Akiskal, J.J. Lopez-Ibor, N. Sartorius: Bipolar Disorder. John-Wiley & Sons, West Sussex, 2002

M. Schou: Lithium Treatment of Mood Disorders. A Practical Guide. 6th revised edition. Karger, Basel, 2004

Die wichtigsten Behandlungsrichtlinien mit vielen weiterführenden Literaturangaben

American Psychiatric Association: Practice guideline for the treatment of patients with bipolar disorder. 2. Aufl. 2002

H. Grunze, S. Kasper, G. Goodwin, C. Bowden, D. Baldwin, R.W. Licht, E. Vieta, H.-J. Möller, WFSBP Task Force on Treatment Guidelines for Bipolar disorders: World Federation of Societies of Biological Psychiatry (WFSBP) Guidelines for the Biological Treatment of Bipolar Disorders, Part I: Treatment of Bipolar Depression. *World Journal of Biological Psychiatry* 3 (2002) 115 – 124

H. Grunze, S. Kasper, G. Goodwin, C. Bowden, D. Baldwin, R.W. Licht, E. Vieta, H.-J. Möller, WFSBP Task Force on Treatment Guidelines for Bipolar disorders: The World Federation of Societies of Biological Psychiatry (WFSBP) Guidelines for the Biological Treatment of Bipolar Disorders, Part II: Treatment of Mania. *World Journal of Biological Psychiatry* 4 (2003) 5 – 13

H. Grunze, S. Kasper, G. Goodwin, C. Bowden, H.-J. Möller, WFSBP Task Force on Treatment Guidelines for Bipolar disorders: The World Federation of Societies of Biological Psychiatry (WFSBP) Guidelines for the Biological Treatment of Bipolar Disorders, Part III: Maintenance Treatment. *World Journal of Biological Psychiatry* 5 (2004) 120 – 135

T. Suppes E.B. Dennehy, R.M.A. Hirschfeld, L.L. Altshuler, C.L. Bowden, J.R. Calabrese, M.L. Crismon, T.A. Ketter, G.S. Sachs, A.C. Swann: The Texas Implementation of Medication Algorithms: Update to the algorithms of treatment of bipolar disorder. *Journal of Clinical Psychiatry* 66 (2005b) 870 – 886

**L.N. Yatham, S.H. Kennedy, C. O'Donovan et al.: Canadian Network for Mood and Anxiety Treatments (CANMAT) guidelines for the management of patients with bipolar disorder: consensus and controversies. *Bipolar Disorders* 7, Suppl. 3 (2005) 5 – 69

---

* Die mit einem Sternchen gekennzeichneten Bücher sind als Information für Betroffene besonders geeignet.

** Die Behandlungsrichtlinien in diesem Buch lehnen sich vorwiegend an die kanadischen Leitlinien an (Yatham et al. 2005), die hohe internationale Akzeptanz erfahren haben.

Fachwortverzeichnis

Affekt, affektiv: Unter „Affekt" versteht man eine meist kurzfristige und heftige Gefühls-„Wallung". Im weiteren Sinne wird der Begriff ganz allgemein auch für „Stimmung" oder „Gefühl" gebraucht.

Affektive Störung: Psychische Erkrankung, bei der vor allem die Stimmung, der → Affekt verändert ist und die in der Regel → episodisch verläuft.

Affektiver Mischzustand: gleichbedeutend mit → Mischzustand, → gemischte Episode. Zustand, in dem → depressive und → manische Symptome gleichzeitig nebeneinander oder in raschem Wechsel bestehen.

Agitiertheit, agitiert: Bewegungsunruhe, Ruhelosigkeit, die sich z. B. in dauerndem Händeringen oder Hin- und Herlaufen zeigt und Ausdruck einer inneren Unruhe ist.

Akutbehandlung: Die (meist medikamentöse) Behandlung von gegenwärtig vorhandenen Beschwerden. Ziel ist die Besserung eines bestehenden Leidens. Vgl. → Erhaltungstherapie, → Rezidivprophylaxe.

Ambivalenz: Entscheidungsunfähigkeit, „Hin-und-hergerissen-Sein" zwischen zwei widersprüchlichen Absichten. Kann bis zur völligen Handlungsunfähigkeit führen.

Anhedonie: Freudlosigkeit, Unfähigkeit, Freude zu empfinden.

Antidepressivum: Medikament, das zur Behandlung von → Depressionen eingesetzt wird.

Antiepileptikum: gleichbedeutend mit → Antikonvulsivum.

Antikonvulsivum: Arzneimittel, das vor allem in der Behandlung von → Epilepsien eingesetzt wird (gleichbedeutend mit → Antiepileptikum). Antikonvulsiva zeigen auch bei bipolaren Störungen positive Wirkungen.

Antipsychotikum: gleichbedeutend mit → Neuroleptikum. Medikament, das bei → Psychosen wirksam ist.

Ätiologie, ätiologisch: Ätiologie ist die Ursache einer Erkrankung, das Bedingungsgefüge bei ihrem Entstehen.

atypisches Neuroleptikum, Atypikum: Medikament aus einer Untergruppe der → Neuroleptika, die bestimmte „typische" unerwünschte Wirkungen (Nebenwirkungen) der älteren Neuroleptika wesentlich seltener aufweisen. Vor allem treten deutlich weniger extrapyramidalmotorische Nebenwirkungen auf. Atypische Neuroleptika zeigen auch bei bipolaren Störungen positive Wirkungen. Gleichbedeutend mit atypisches → Antipsychotikum.

Augmentationsbehandlung: Zugabe eines Medikaments zu einer bestehenden Behandlung zur Verstärkung der Wirksamkeit.

bipolar: In diesem Buch nur im Sinne von „bipolare affektive Störung" verwendet. Gemeint ist damit eine psychische Erkrankung, bei der im Verlauf sowohl → Manien als auch → Depressionen auftreten, und die daher auch „manisch-depressive Erkrankung" genannt wird.

Bipolare Depression: depressive → Episode im Rahmen einer → manisch-depressiven (→ bipolaren) Erkrankung.

Bipolar-I-Störung: → bipolare affektive Störung mit → depressiven, → manischen und/oder → hypomanen und → gemischten → Episoden; dabei muss im bisherigen Verlauf mindestens eine manische oder gemischte Episode aufgetreten sein.

Bipolar-II-Störung: → bipolare affektive Störung, bei der im bisherigen Verlauf nur → depressive und → hypomane Episoden, aber keine → manischen oder → gemischten Episoden aufgetreten sind.

Bipolar-Spektrum: Kontinuum von Krankheitsausprägungen; reicht von den typischen → Symptomen der manisch-depressiven Erkrankung bis hin zu deutlich leichteren Ausprägungen im Rahmen von Temperamentseigenschaften. Zu dieser Diagnosegruppe gehören auch Patienten die unter → Antidepressiva → Manien oder → Hypomanien entwickeln.

Blutplasma: flüssiger Bestandteil des Blutes.

Botenstoff: in diesem Buch gleichbedeutend verwendet mit → Transmitter und → Neurotransmitter.

Demenz: Nachlassen der intellektuellen Fähigkeiten, z. B. im hohen Alter oder bei bestimmten Gehirnerkrankungen.

Depression, depressiv: Unter einer Depression versteht man eine → affektive Störung, die vor allem durch eine niedergedrückte Stimmung gekennzeichnet ist und die in der Regel → episodisch verläuft. Gegenstück zur → Manie.

Derealisation: Das Gefühl, die Umgebung sei verändert, unwirklich, gestellt (wie z. B. die Kulissen in einem Theater).

Diabetes: hier Diabetes mellitus gemeint (Zuckerkrankheit).

Diagnose: Benennung für eine bestimmte Krankheit oder Gruppe von Krankheiten.

DSM-IV-TR (Diagnostisches und Statistisches Manual Psychischer Störungen, vierte Auflage, Textrevision): Klassifikationssystem psychischer Störungen der Amerikanischen Gesellschaft für Psychiatrie.

Dysthymie: Chronische Form der → Depression, bei der die Symptome meist weniger stark ausgeprägt sind, aber länger anhalten.

Elektroenzephalogramm (EEG): Methode zur Messung der Hirnströme.

Elektrokardiogramm (EKG): Methode zur Messung der Ströme, die bei der Herztätigkeit entstehen.

endogen: „von innen heraus", aus sich selbst entstanden, ohne (erkennbare) äußere Ursache.

Enzym: Eiweiß, das am Abbau bestimmter Stoffe im Körper beteiligt ist.

Epilepsie: Neurologische Erkrankung, bei der mit einer gewissen Regelmäßigkeit → epileptische Anfälle auftreten.

epileptischer Anfall: Anfallartiger Zustand, der durch eine krankhafte Erregung bestimmter Anteile des Gehirns ausgelöst wird. Das Erscheinungsbild kann je nach betroffener Gehirnregion sehr unterschiedlich sein. Meist kommt es zum Bewusstseinsverlust oder zu einer Bewusstseinsveränderung und es treten charakteristische, unkontrollierte Bewegungen auf. Am bekanntesten sind die „großen Krampfanfälle" (Grand-Mal-Anfälle), bei denen die Patienten bewusstlos zu Boden stürzen, am ganzen Körper zucken und aufgrund der aussetzenden

Atmung blau anlaufen. Ursache eines epileptischen Anfalles ist entweder eine bestimmte Krankheit (Epilepsie) oder der Anfall wird durch äußere Ursachen (Verletzungen, Blutungen, Tumoren, Infektionen, Vergiftungen, Medikamenten- oder Alkoholentzug) ausgelöst.

Episode, episodisch: In der Psychiatrie versteht man unter Episode einen Krankheitszustand, der nur für einen begrenzten Zeitraum besteht. Der Kranke war vor der Episode beschwerdefrei und ist es nach der Episode wieder. „Episode" ist gleichbedeutend mit → Phase.

Erhaltungstherapie: Eine Behandlung, die nicht mehr dazu dient, akute Beschwerden zu bessern, sondern verhindern soll, dass Beschwerden wieder auftreten. Bei → episodisch verlaufenden Krankheiten soll sie das Wiederauftreten der Symptome einer noch bestehenden Krankheitsepisode, also einen → Rückfall verhindern. Die Erhaltungstherapie schließt sich an die → Akutbehandlung an. Sie ist von der → Rezidivprophylaxe zu unterscheiden.

extrapyramidal-motorische Symptome: motorische Bewegungsstörungen, die auch als unerwünschte Wirkung (Nebenwirkung) unter → Neuroleptika auftreten können, z. B. Parkinson-Syndrom.

Folsäure: Vitamin, das in Leber, Vollkornprodukten und grünem Blattgemüse vorkommt.

freies Intervall: Im Zusammenhang mit → episodisch verlaufenden Erkrankungen ist das freie Intervall der beschwerdefreie Zeitraum zwischen dem vollständigen Abklingen einer Krankheitsepisode und dem Beginn der nächsten Krankheitsepisode.

Gegenanzeigen: gleichbedeutend mit → Kontraindikation.

gemischte Episode: Krankheitsphase (→ Episode), in der ein → affektiver Mischzustand besteht.

Genese: Die Art und Weise der Entstehung einer Krankheit.

Halluzination: Sinneswahrnehmung, die ausschließlich im Erleben des Wahrnehmenden ihre Ursache hat und durch keinen Außenreiz verursacht ist. Häufig kommen akustische Halluzinationen in Form von Stimmenhören vor.

Hypochondrie, hypochondrisch: Hypochondrie ist eine übertriebene, grundlose Sorge um die eigene Gesundheit, meist verbunden mit der ständigen Suche nach Symptomen einer schweren Erkrankung und Überbewertung von Bagatellsymptomen. Hypochondrisches Verhalten kann Ausdruck verschiedener psychischer Störungen sein, unter anderem auch Symptom einer → Depression.

Hypomanie, hypoman(isch): Unter Hypomanie versteht man einen Zustand leicht gehobener Stimmungslage und leicht gesteigerten Antriebs, der aber noch nicht das Ausmaß einer → Manie erreicht.

ICD-10 (Internationale Klassifikation der Krankheiten): Internationales Diagnosesystem zur Klassifikation der Krankheiten der Weltgesundheitsorganisation; Kapitel V (F) beinhaltet die psychischen Störungen.

Indikation: Grund für die Anwendung eines bestimmten Behandlungsverfahrens. Siehe auch → Kontraindikation.

Interaktion: Wechselwirkung; in diesem Buch im Zusammenhang mit Arzneimittelinteraktionen (Wechselwirkungen von zwei oder mehr Arzneimitteln) verwendet.

Interpersonelle Therapie (IPT): Ein bestimmtes Psychotherapieverfahren, das speziell zur Behandlung von Depressionen entwickelt wurde und das Schwergewicht auf die Besprechung zwischenmenschlicher Probleme legt.

Intoxikation: Vergiftung.

Intramuskuläre Injektion: Das Einbringen eines flüssigen Medikamentes mittels einer Spritze in einen Muskel (meist den Gesäßmuskel). Das Medikament wird vom Gewebe aufgenommen und verteilt sich im Körper.

Intravenöse Injektion: Das Einbringen eines flüssigen Medikamentes mittels einer Spritze direkt in die Blutbahn (in eine Vene). Führt zu einer sehr raschen Verteilung des Medikaments im ganzen Körper.

Kognition: Überbegriff für alle Denk- und Wahrnehmungsvorgänge.

Kognitive Therapie: Eine spezielle Psychotherapieform, die sich aus der Verhaltenstherapie entwickelt hat und ihr Schwergewicht auf die Bearbeitung von Kognitionen legt.

Kombinationstherapie: Gleichzeitige Therapie mit verschiedenen Medikamenten oder Behandlungsverfahren.

Komorbidität, komorbid: Von einer Komorbidität spricht man, wenn zwei oder mehr unterschiedliche Erkrankungen nebeneinander bestehen.

Kontraindikation: Grund, ein bestimmtes Behandlungsverfahren nicht anzuwenden. Gleichbedeutend mit → Gegenanzeige. Siehe auch → Indikation.

Kontrazeptivum: empfängnisverhütendes Mittel (z. B. „Pille").

Larvierte Depression: Form einer → Depression, bei der körperliche Beschwerden ganz im Vordergrund stehen. Die niedergedrückte Stimmung ist dahinter nicht oder kaum erkennbar, sie ist also versteckt, „larviert".

Libido: In diesem Buch nur im Sinne von „sexuellem Verlangen" verwendet. (In der von Sigmund Freud begründeten Psychoanalyse wird der Begriff „Libido" in einem viel weiteren Sinne verwendet, der sich am ehesten mit „psychische Energie" umschreiben ließe.)

Manie, manisch: Unter einer Manie versteht man eine → affektive Störung, die vor allem durch eine gehobene Stimmungslage und eine Steigerung des Antriebs gekennzeichnet ist und → episodisch auftritt. Gegenstück zur → Depression.

Manisch-depressive Krankheit: Gleichbedeutend mit → bipolare affektive Störung. Eine psychische Erkrankung, bei der es → episodisch zu → Depressionen und → Manien/Hypomanien kommt.

MAO-Hemmer (Monoaminooxidase-Hemmer): → Antidepressivum, dessen Wirkung vor allem über eine Hemmung des → Enzyms Monoaminooxidase und einem damit verbundenen verminderten Abbau der Monoamine (z. B. des Botenstoffes Serotonin) im → synaptischen Spalt erreicht wird.

Melancholie: weitgehend gleichbedeutend mit → Depression, vor allem im Sinne von → monopolarer Depression. Heute selten verwendeter Begriff.

metabolisches Syndrom: Bezeichnung für das gleichzeitige Auftreten folgender charakteristischer → Symptome: großer Bauchumfang, erhöhter Blutdruck, Erhöhung des Blutzuckers, ungünstiges Profil der Blutfettwerte. Erhöht das

Risiko für viele Erkrankungen (insbesondere Diabetes und Herz-Kreislauferkrankungen).

Metabolismus: Stoffwechsel.

Mischzustand: in diesem Buch gleichbedeutend verwendet mit → affektiver Mischzustand.

monopolare Depression: gleichbedeutend mit → unipolare Depression.

Monotherapie: Behandlung mit nur einer Wirksubstanz.

Mood Stabilizer: gleichbedeutend mit → Stimmungsstabilisierer, stimmungsstabilisierendes Medikament, Stimmungs-Stabilisator; Medikamente, die sich regulierend auf die Stimmung auswirken; sie wirken gegen manische und depressive Verstimmungen.

Neuroleptikum: auch Antipsychotikum; die Neuroleptika sind eine Untergruppe der Psychopharmaka. Sie wirken gegen → Psychosen. Bei bipolaren Störungen werden vorwiegend → atypische Neuroleptika gegeben.

Neuron: Nervenzelle mit all ihren Verbindungen.

Neurotransmitter: gleichbedeutend mit → Transmitter.

Ödem: Flüssigkeitsansammlung im Gewebe.

parenteral: Verabreichung eines Medikamentes unter Umgehung des Magen-Darm-Trakts. Das Medikament wird nicht geschluckt, sondern dem Körper auf andere Weise zugefügt. Die größte Bedeutung haben die → intramuskuläre und die → intravenöse Injektion.

Pharmakon: Medikament.

Phase, phasenhaft, phasisch: „Phase" ist gleichbedeutend mit → Episode. In der Psychiatrie ist damit gemeint, dass bestimmte Beschwerden nur für einen abgegrenzten Zeitraum bestehen, vorher und nachher ist der Betroffene beschwerdefrei. → Bipolare Störungen verlaufen typischerweise phasenhaft.

Phasenprophylaxe: siehe → Rezidivprophylaxe.

Plasmakonzentration: Konzentration einer bestimmten Substanz im → Blutplasma.

Promiskuität: Sexualverhalten mit häufigem, wahllosem Wechsel des Geschlechtspartners.

Prophylaxe: Vorbeugung.

Pseudodemenz: Beschwerdebild, das manchmal im Rahmen einer → Depression auftritt und einer → Demenz sehr ähnelt. Die Pseudodemenz verschwindet mit Abklingen der Depression.

Psychoedukation: Vermittlung von relevanten Informationen über eine Erkrankung.

Psychopharmakon: Medikament, dessen Wirkung sich vor allem auf die Psyche, das Seelenleben eines Menschen bezieht. Krankhaft verändertes Erleben und Verhalten soll wieder normalisiert werden.

Psychose: tief greifende, psychische Erkrankung, die u. a. durch das Auftreten von → Wahn und → Halluzinationen gekennzeichnet sein kann.

Rapid Cycling: Krankheitsverlauf der → bipolaren affektiven Störung (manisch-depressiven Erkrankung) mit sehr häufigen Krankheitsepisoden (vier oder mehr → Episoden pro Jahr).

Retardtablette: Arzneiform, bei der der Wirkstoff verzögert freigesetzt wird.

Rezidiv, rezidivierend: Bei episodisch auftretenden Erkrankungen, wie den → bipolaren Störungen, spricht man von einem Rezidiv, wenn nach dem vollständigen Abklingen einer oder mehrerer vorausgegangener → Episoden eine Wiedererkrankung erfolgt. Im Gegensatz zum → Rückfall handelt es sich nicht um das Wiederauftreten von Beschwerden der gleichen Krankheitsepisode, sondern um eine neue Krankheitsepisode.

Rezidivprophylaxe: gleichbedeutend mit Phasenprophylaxe. Eine (in der Regel medikamentöse) Behandlung, die dem Auftreten von → Rezidiven vorbeugen soll. Zum Vergleich: Die → Akutbehandlung bessert gegenwärtig bestehende Beschwerden. Die → Erhaltungstherapie verhindert einen → Rückfall in die gleiche Krankheitsepisode. Die Rezidivprophylaxe beugt einer Wiedererkrankung vor.

Rückfall: Bei den → episodisch auftretenden → bipolaren Störungen versteht man unter einem Krankheitsrückfall das Wiederauftreten von Beschwerden der gleichen Krankheitsepisode, die (z. B. durch eine medikamentöse Behandlung) zuvor bereits abgeklungen waren. Vgl. → Rezidiv und → Rezidivprophylaxe.

schizoaffektive Störung (schizoaffektive Psychose): Eine psychische Erkrankung, bei der sich Symptome einer → affektiven Störung mit Symptomen einer schizophrenen Erkrankung mischen.

sedieren: beruhigen, müde machen, dämpfen.

SSRI, selective serotonin reuptake inhibitor: selektiver Serotonin-Wiederaufnahme-Hemmer; → Antidepressivum, dessen Wirkung vor allem über eine Erhöhung des → Botenstoffs Serotonin im → synaptischen Spalt (durch Hemmung der Wiederaufnahme von Serotonin) erreicht wird.

Struma: Vergrößerung der Schilddrüse, wird auch als „Kropf" bezeichnet.

Stupor: Zustand völliger körperlicher Erstarrung. Kann bei unterschiedlichen psychischen Erkrankungen vorkommen, z. B. auch bei → Depressionen.

subdepressiv: in der Stimmung leicht gedrückt, aber noch nicht so ausgeprägt wie bei einer Depression.

Suizid: Selbstmord.

Suizidalität: Selbstmordgefährdung.

Switch: im Zusammenhang mit der manisch-depressiven Erkrankung wird der Begriff für einen Umschlag in den anderen Pol der Erkrankung verwendet (von einer Depression in eine Manie oder umgekehrt).

Symptom: Krankheitszeichen.

Synapse: Kontaktstelle zwischen Nervenzellen bzw. Nervenzellen und anderen Zellen.

Synaptischer Spalt: Zwischenraum zwischen zwei Nervenzellen an der → Synapse.

Syndrom: Charakteristische und häufig in gleicher Zusammensetzung auftretende Gruppe von → Symptomen.

Teratogenität: Risiko einer Substanz, Fehlbildungen hervorzurufen.

Transmitter: In diesem Buch nur gebraucht im Sinne von „Überträgersubstanz". Es handelt sich dabei um eine Reihe chemischer Substanzen, mit denen die Nervenzellen untereinander Informationen austauschen.

trizyklisch: Aus drei Ringen bestehend. In diesem Buch nur verwendet im Zusammenhang mit „trizyklischen" → Psychopharmaka. Das ist eine Gruppe von

Medikamenten, die chemisch aus drei Ringsystemen bestehen. Am bekanntesten sind die trizyklischen → Antidepressiva.

trizyklisches Antidepressivum (TZA): → Antidepressivum, dessen Name sich aus einem Teil der chemischen Struktur (3 Ringe) ableitet.

unipolar: In diesem Buch im Zusammenhang mit unipolarer Depression verwendet. Das ist eine → affektive Störung, in deren Verlauf ausschließlich → Depressionen, niemals → Manien auftreten.

Vulnerabilität: Anfälligkeit für eine bestimmte Erkrankung (Verletzlichkeit).

Wahn: eine falsche Überzeugung, die sich nicht durch die Realität korrigieren lässt und die vom sozialen Umfeld des Betroffenen nicht geteilt wird. Man unterscheidet den stimmungskongruenten Wahn, bei dem die Stimmung mit dem Wahninhalt übereinstimmt vom stimmungsinkongruenten Wahn, bei dem diese Übereinstimmung nicht gegeben ist.

Zyklothyme Störung: gleichbedeutend mit Zyklothymia, psychische Erkrankung, bei der über Jahre viele Perioden mit → hypomanen oder → depressiven Symptomen bestehen, die jedoch weniger stark ausgeprägt sind als bei der → Bipolar-I- oder → Bipolar-II-Störung.

Sachverzeichnis

A

Abhängigkeitsrisiko
- Benzodiazepin 69
- Komorbidität 27
- Mood Stabilizer 124
- Psychopharmaka 52

Affektivität 4
Aktionspotential 64
Akutbehandlung, medikamentöse 41 ff
Alkohol 59
Alkoholabhängigkeit 22
Alkoholentzug 95
Amitriptylin 68
Angehörige 37 f
- Absprache 85

Angehörigenselbsthilfegruppe 37 f
Anhedonie 8
Antibaby-Pille
- Arztinformation 61
- Carbamazepin 100, 126
- Lamotrigin 111, 126
- Mood Stabilizer 126

Antidepressiva 67 ff
- Episode, depressive 45 f
- trizyklische 68
- - Nachteil 45
- - Nebenwirkung 68
- Wirkgruppe 68
- Wirkungsmechanismus 68

Antikonvulsiva 46
Antipsychotika s. Neuroleptika 70
Antriebsminderung 8
Antriegssteigerung 10 f
Aripiprazol 46, 70
Augmentationsbehandlung 66 f
Auslösefaktor 32
Autofahren 128
Axon 30

B

Beeinträchtigungswahn 25
Befund, neuropathologischer 65
Begleiterkrankung 27
- körperliche 59 f
- verdeckende 22

Begriffserklärung 4
Behandlung
- antimanische 44 f
- frühzeitige 80
- medikamentöse 39 ff
- nichtmedikamentöse 72 ff
- Stadien 40 f

Behandlungsempfehlung 40 ff
Behandlungsverlauf, idealer 44 f
Benzodiazepin 69
Beruf 35
Berufsaktivität 59
Berufsunfähigkeitsrente 36
Beschwerden, körperliche 9
Beschwerdebild 5
Besserungstendenz, allgemeine 17
Bewegungsunruhe 8
Beziehungswahn 25
Bipolar-I-Störung 21
- Erkrankungsrisiko 24

Bipolar-II-Störung 21
- Erkrankungsrisiko 24

Bipolar-Spektrum 23 f
- Erkrankungsrisiko 24

Blutspiegelkontrolle 61
- Lithium 90 ff

Botenstoff s. Neurotransmitter 29 f
Bromazepam 69

C

Carbamazepin 46 f, 95 ff
- Einnahme 96
- Episode, manische 47
- Indikation 95

– Kontraindikation 96
– Kontrolluntersuchung 99 f
– Nebenwirkung 98 f
– Rezidivprophylaxe 49
– Überdosierung 99
– Wechselwirkung 97
– Wirkung 56
– – klinische 95
Carbamazepinintoxikation 99
Chlorpromazin 70
Chronobiologie 30
Citalopram 68
Clozapin 70
Compliance 52

D

Denkhemmung 8
Denkvorgang, beschleunigter 11
Depression 5 ff
– Ausprägung, stärkste 6f
– Beschwerde, typische 6 f
– bipolare s. Episode, depressive
– Gegensatz 13
– somatisierte 10
– Symptomatik 5 ff
– therapiesresistente 18
– wahnhafte 70
– – Behandlung, medikamentöse 47
Diagnosesystem, internationales 3 f
Diagnostic and Statistical Manual of Mental Disorders, Fourth Edition, Text Revision (DSM-IV-TR) 4
Diät, kochsalzarme 88
Diazepam 69
Distanzlosigkeit 11
Dopamin 30, 64
Duloxetin 69
Durchbruchsdepression 47
Durchbruchsmanie 48 f
Durst 89
Dysthymie 19

E

Ebstein-Anomalie 92 f
Elektrokrampftherapie (EKT) 77 f
Entwicklungsstörung, postnatale 62
Enzyminduktion 61
– Carbamazepin 97
Enzyminhibition 61
Episode
– depressive 14
– – Akutbehandlung
– – – medikamentöse 41 ff
– – – Kombinationstherapie 66
– – Behandlung, medikamentöse 45 ff
– – Erhaltungstherapie 41 ff
– – Lamotrigin 122
– – Lithium 86, 122
– – Rezidivprophylaxe 50
– – schwere 47
– – Symptomatik 5 ff
– einzelne 18
– – Einteilung 19
– gemischte 14
– – Behandlung, medikamentöse 48
– manische 14
– – Behandlung, medikamentöse 47
– – Lithium 122
– – Olanzapin 122
– – Valproat 122
Erhaltungstherapie 41 ff
Erkrankungsdauer 18
Ernährung 59, 81
Erregungsausbreitung 64

F

Fachwortverzeichnis 133
Fahrtauglichkeit 128
Fallgeschichte, typische 2
Familie 37
Färbung, negative 8
Fehlbildung
– Carbamazepin 101
– Mood Stabilizer 62
Floppy-Infant-Syndrom 92
Fluoxetin 68
Fluvoxamin 68
Folge, soziale 34 ff
Folsäure 101
Freizeitaktivität 59
Fremdgefährdung 12
Freudlosigkeit 8
Freundschaft 36 f

Frühberentung 36
Frühwarnzeichen
– Psychoedukation 73 f, 128
– Krisenplan 81 f

G

Gewichtszunahme
– Lithium 89 f
– Olanzapin 117
– Valproat 106

H

Halluzination, akustische 25
Haloperidol 70
Handlung, suizidale s. Suizid
Harndrang 89 f
Hautveränderung, allergische 111
Hepathopathie 106
Herz-Kreislauf-Erkrankung 60
Hirnstoffwechsel 29
Hypericum perforatum 71
Hypomanie 12

I

Imipramin 68
International Classifikation of Diseases (ICD-10) 3 f
Intervall, freies 25 f
Intoxikation 61

J

Johanniskraut 71

K

Kalzium 64
Kinderwunsch
– Lithiumtherapie 93
– Mood Stabilizer 61 f
Kombinationsbehandlung 65 ff
Komorbidität 27
Kontakt, zwischenmenschlicher 36 f
Kontrazeptiva, orale s. Antibaby-Pille
Krankheitsabgrenzung 22
Krankheitsakzeptanz 40
Krankheitseinschätzung 39
Krankheitsrückfall 42
Krankheitsvorbeugung s. Rezidivprophylaxe
Krisenplan 81 f
– Manie 84

L

Lamotrigin 46, 109 ff
– Einnahme 110
– Kontraindikation 110
– Kontrolluntersuchung 112 f
– Nebenwirkung 111
– Rapid Cycling 49
– Rezidivprophylaxe 49, 114
– Schwangerschaft 113
– Stillzeit 113
– Überdosierung 112
– Wechselwirkung 111
– Wirkung 56
– – klinische 109 f
Langzeittherapie 59
Lebensrhythmus, regelmäßiger 80
Lebererkrankung 60
Lerntheorie 31
Lichttherapie 76
Life Event 32
Lithium 46 f, 86 ff
– Blutspiegelkontrolle 87
– Einnahme 87 f
– Indikation 87
– Intoxikation 90 f
– – Vermeidung 91
– Kontraindikation 88
– Kontrolluntersuchung 91 f
– Nebenwirkung 89 f
– Rezidivprophylaxe 49, 94
– Schwangerschaft 92
– Stillzeit 92
– Suizidrate 87
– Überdosierung 90
– Wechselwirkung 89
– Wirkung 56
– – klinische 86, 86 f
Lithiumaugmentation 86

Lithiumblutspiegel, schwankender 90 ff
Lithiumpass 92
Lorazepam 69
Low-dose-Abhängigkeit 69
Lyell-Syndrom 112

M

Manie 6 f, 10 ff
– Akuttherapie 66
– Ausprägung, stärkste 6 f
– Beschwerde, typische 6 f
– Gegensatz 13
– Kombinationstherapie 66
– Lithium 86
– Olanzapin 115
– Rezidivprophylaxe 50
Medikamentenauswahl 65 f
Medikamenteneinnahme 80
Metabolisches Syndrom
– Neuroleptika 70
– Olanzapin 118
Mischzustand, affektiver 14, 48
Missbildungsrate 100
Moclobemid 69
Monoaminooxidasehemmer (MAO-Hemmer) 45
– Nebenwirkung 69
– Wirkmechanismus 69
Mood Stabilizer 121 ff
– Absetzen 54, 125 f
– Alkohol 59
– Anwendungsdauer 124
– Definition 121
– Einteilung 46
– Episode
– – depressive 55
– – manische 55
– Ernährung 59
– Gegenanzeigen 60
– Gold Standard 86
– Gruppe A (from above) 55, 57
– Gruppe B (from below) 55, 57
– Indikation 121
– Kombinationstherapie 66 f, 123 f
– Langzeittherapie 59
– Rezidivprophylaxe 55 ff
– Schlafentzug 76
– Schwangerschaft 59
– Therapie 121
– Übersicht 56
– Wechselwirkung 59 ff
– Wirkmechanismus 63 f
– Wirkung, unzureichende 123
– Wirkungszeitpunkt 122

N

Nachschwankung 17
Nervenzelle
– Erregungsausbreitung 64
– Neubildung 65
– Synapsenmodell 30
Nervenzellmembranstabilisierung 64
Neuroleptika 70 f
– atypische 46, 70
– klassische 70
– Nebenwirkung 70 f
– Wirkung 70
Neuropsychotherapie 32
Neurotransmitter 29 f
Nierenerkrankung 60
Noradrenalin 30, 64
Noradrenalinwiederaufnahme-Hemmer, selektiver (SNRI) 68

O

Olanzapin 46 f, 70, 115 ff
– Einnahme 116
– Kontraindikation 116
– Kontrolluntersuchung 118
– Nebenwirkung 117
– Rapid Cycling 49
– Rezidivprophylaxe 49, 70, 119
– Schwangerschaft 119
– Stillzeit 119
– Wechselwirkung 116 f
– Wirkung 70, 56
– – klinische 115
Olanzapinintoxikation 118

P

Paroxetin 68
Pille s. Antibaby-Pille
Plastizität, synaptische 64
Prognose 25
Prolaktinspiegel, erhöhter 117
Psychoanalyse 31
Psychoedukation 72 ff
– Ziel 73, 128
Psychoedukationsgruppe 74
Psychotherapie 72
Psychotherapieansatz, spezieller 74 f

Q

Quetiapin 46 f, 70
Quincke-Ödem 111

R

Rapid Cycling 21
– Antidepressiva 45
– Behandlung, medikamentöse 48 f
– Olanzapin 115
– Wachtherapie 76
Reboxetin 68
Rededrang 11
Residuum, affektives 26
Rezeptor 30
Rezidiv 4, 42, 62
Rezidivneigung 25
Rezidivprophylaxe, medikamentöse 41 ff, 49 ff
– – Ablehnung 55
– – Absetzen 53
– – Beendigung 53 f
– – Carbamazepin 102
– – Compliance 52
– – Dauer 52
– – Entscheidung 54
– – Indikation 51
– – Kombinationstherapie 66
– – Lamotrigin 114
– – Lithium 94
– – Mood Stabilizer 55 ff
– – Schwangerschaft 62 f
– – Valproat 108 f
– – Ziel 41, 50
Rhythmus, zirkadianer 30
Rhythmustherapie, soziale, interpersonelle 74 f
Risperidon 46 f, 70
Rückfall s. Rezidiv

S

Schilddrüsenhormon 71
Schlafentzug (Wachtherapie) 76 f
– kompletter 77
– partieller 77
– selektiver 77
Schlafphasenvorverlagerung 77
Schwangerschaft
– Carbamazepin 100
– Lamotrigin 113
– Lithiumtherapie 93 f
– Mood Stabilizer 59, 61 ff, 126
– Olanzapin 119
– Psychopharmaka 62 f
– Valproat 108
Schwangerschaftsverhütung
– Carbamazepin 126
– Lamotrigin 126 f
Schweregrad 14 ff
Selbstgefährdung 12
Selbsthilfegruppe 37
Selbstmord s. Suizid 58
Selbstüberschätzung 11
Selbstwertgefühl 8
Serotonin 30, 64
Serotonin- und Noradrenalinwiederaufnahme-Hemmer, selektiver (SSNRI) 69
Serotoninwiederaufnahme-Hemmer, selektiver (SSRI)
– – Nebenwirkung 68
– – Rapid Cycling 45
– – Wirkung 68
Sertralin 68
Situation
– berufliche 35
– finanzielle 35 f
Spalt, synaptischer 30
Sport 80
Stevens-Johnson-Syndrom 111

Stillzeit
- Carbamazepin 102
- Lithiumtherapie 93
- Olanzapin 119
- Valproat 108
Stimmungskalender 81, 83
Stimmungsstabilisierer s. Mood Stabilizer 46
Störung
- affektive
- - anhaltende 18, 21
- - bipolare 21 ff
- - - Krankheitsverlauf 26 f
- - Einteilung 18 ff
- - rezidivierende 2 ff
- - - Begriffserklärung 4
- - - Einteilung 19 f
- - - Folgen, soziale 34 ff
- - - Krankheitsbild 3
- - - Prognose 25 ff
- - - Schweregrad 14 ff
- - - Symptomatik 5 ff
- - - Ursache 27 ff
- - - Verlauf 16 ff
- bipolare, Unterteilung 19
- depressive, unipolare 20 f
- kognitive 26
- schizoaffektive 24 f
- unipolare, Unterteilung 19
Störung, zyklothyme 18, 21 f
Stress 33
Stupor, depressiver 8
Suizid
- Rezidivprophylaxe 50 f
- Verhinderung 58
Suizidgedanken 8 f
Suizidrate 87
Switch
- Antidepressiva 45
- Carbamazepin 122
- Definition 17
- Olanzapin 122
- Valproat 122
- Wachtherapie 76
Symptom
- körperliches 11
- perinatales 62
- psychotisches 58
Symptomatik 5
- psychotische 50 f
Synapse
- Erregungsausbreitung 64
- Modell 30
Syndrom
- depressives s. Depression
- manisches s. Manie

T

Tagesschwankung 17
Teratogenität 62
Therapie (s. auch Behandlung)
- familienfokussierte 75
- medikamentöse 39 ff
- vorbeugende s. Rezidivprophylaxe
Therapieverfahren, nichtmedikamentöses 72 ff
Thyroxin 71
Tiefenpsychologisches Verfahren 72
Transkranielle Magnetstimulation (TMS) 78 f
Tranylcypromin 69
Trigeminusneuralgie 95
Trijodthyronin 71
Trugwahrnehmung 9

U

Ursache 27
- biologische 28
- organische 28
- psychische 30 f
- soziale 32
Ursachengefüge 33

V

Vagusnerv-Stimulation 79
Valproat 46 f, 102 ff
- Einnahme 103 f
- Indikation 104
- Kontraindikation 104
- Kontrolluntersuchung 107
- Nebenwirkung 106
- Rapid Cycling 49
- Rezidivprophylaxe 49, 108 f

– Schwangerschaft 108
– Stillzeit 108
– Überdosierung 107
– Wechselwirkung 105 f
– Wirkung 56
– – klinische 103
Venlafaxin 69
Veränderung, psychische, krankhafte 15 f
Verfolgungswahn 25
Verhaltensmaßnahme, nützliche 80
Verhaltensstörung, postnatale 62
Verhaltenstherapeutisches Verfahren 72
Verhaltenstherapie 31
– kognitive 75
Verlauf 16
– bipolarer 16
– unipolarer 16 ff
Verschuldung 36
Verstimmung
– depressive 5
– manische 10
Vesikel 30
Vitamin K 101
Vorbeugung 35
Vorerkrankung 59
Vulnerabilitäts-Stress-Modell 33 f

W

Wachtherapie s. Schlafentzug 76
Wahn 9
Winterdepression 76
Wirkungsabschwächung 124

Z

Ziprasidon 70